医療者のための今日からできるセルフケア

メタ認知を
高めよう

［著］細野正人
東京大学大学院総合文化研究科
高度学術員

Kinpodo

はじめに

近年、医療者のメンタルヘルス不調が深刻な問題として広く取り上げられています。医療職は、患者の命を預かる非常に重要な役割を果たす一方で、感情労働が求められるハイリスクな職業でもあります。日々の業務の中で、医療者は多様なストレス要因にさらされ、心身の健康を損なう危険性が高まっています。特に、患者との関わりや同僚とのコミュニケーションにおいては、感情を適切にコントロールし、表現することが求められ、医療者は常に高いプレッシャーにさらされています。このような環境の中で、精神的な負担はますます増大し、結果として医療者自身の健康が脅かされることになります。

このような状況において、自らがメンタルヘルス不調に陥らないためには、セルフケアが非常に重要です。セルフケアとは、自分自身の心身の健康を維持・向上させるために行う行動や習慣を指します。医療者が自身の健康を意識し、適切なセルフケアを実践することで、ストレスの軽減や心の安定を図ることが可能になります。これは医療者自身のためだけでなく、患者に対して質の高い支援を提供するためにも必要不可欠です。

医療者が健康であることは、質の高い医療の提供に直結します。心身のコンディションが整っていない場合、患者へのケアの質が低下し、結果として医療サービス全体の質が損なわれることになります。したがって、医療者自身が良いコンディションを保ち、心の余裕を持って業務に臨むことは、患者にとっても大きな利益となります。健康な医療者が患者に寄り添うことで、より良い医療体験が提供され、患者の満足度も向上することでしょう。

しかし、実際には多くの医療者が不健康な生活を送っているのが現状です。長時間労働や不規則な生活、ストレスの多い環境が重なり、心身の健康を損なう要因となっています。このような状況を改善し、医療者の精神的健康を高めるためには、まずセルフケアの重要性を認識し、実践することが求められます。具体的には、リラクゼーションや趣味の時間を持つこと、適切な食事と睡眠を心がけること、そしてサポートを求めることが重要です。

私自身、医療者としての経験を通じて、セルフケアがいかに重要であるかを痛感しています。医療者の精神的健康に貢献できることができれば、これ以上の喜びはありません。医療者が自身の健康を大切にし、セルフケアを実践することで、より良い医療を提供できることを心から願っています。

本書では、医療者が実践できる具体的なセルフケアの方法や、メンタルヘルスを維持するための知識を提供します。第1章〜第2章では、医療者がストレスフルになる原因やセルフケアの必要性について紹介します。第3章では、メタ認知を高めてストレスに気がつくことについて触れています。第4章〜第7章では、具体的なセルフケア方法について紹介しています。ぜひ、日々の業務に取り入れていただき、自身の健康を守り、患者に対しても質の高いケアを提供するための一助となれば幸いです。医療者が健康であることは、医療の質を高めるだけでなく、患者との信頼関係の構築にもつながります。心身の健康を維持することは、医療者自身の幸福にも寄与するのです。

目次

第1章

セルフケアの必要性

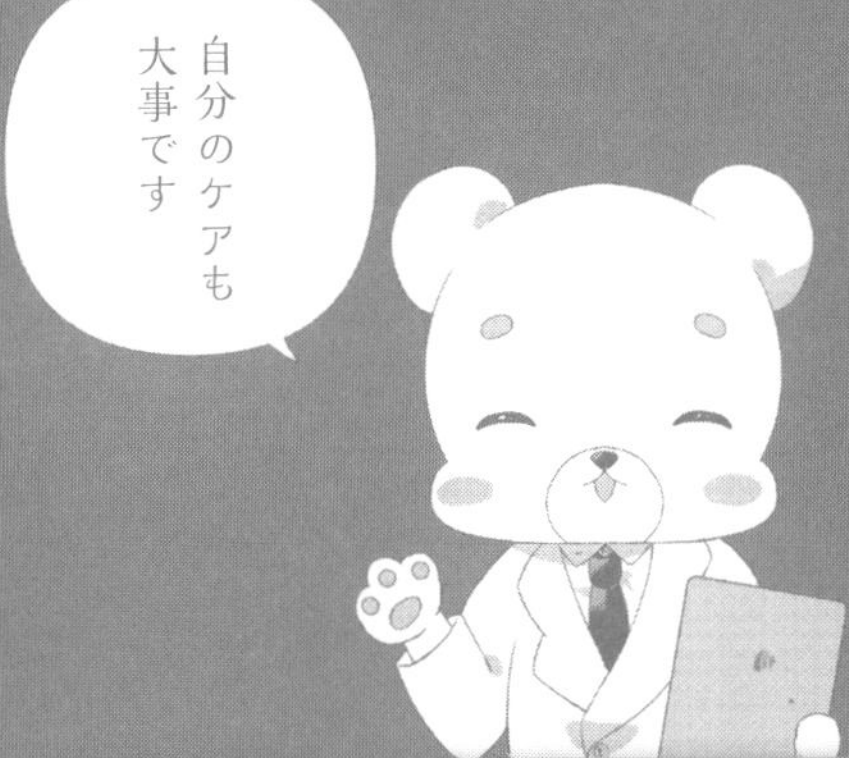

1 日本の現状を知る

厚生労働省の令和五年度過労死等の労災補償状況の精神障害に関する事案の労災補償状況によれば、請求件数は三五七五件で前年度比八九二件の増加となっており、支給決定件数は二五八二件で前年度比五九六件の増加となっています。業種別の請求件数は、「医療、福祉」八八八件、「製造業」四九九件、「卸売業・小売業」四九一件の順で多く、支給決定件数は「医療、福祉」六二八件、「製造業」四一四件、「卸売業・小売業」三五五件の順に多いことが報告されています。

「医療、福祉」は請求件数、支給決定件数共に一位です。分類されている一二業種を元に円グラフを作成しました（**図1**）。このグラフを見ていただければお分かりになると思いますが、「医療、福祉」は他業種を圧倒しており、全体の約四分の一を占めています。

このことから、「医療、福祉」に従事する人は、精神的不調に陥るリスクの高い職業だと言えます。医療、福祉などの支援者を対象とした働き方改革も始まってきており、右記の問題は徐々に改善されるかもしれません。しかしながら医療職の業務的特性上、一般企業と同等の働き方改革を行うことは難しいです。そのため、医療者自身が自分自身をケアするためのセルフケアが必要となってきます。

セルフケアの欠如は医療者に多いことが報告されています。例えば、心理職におけるセルフケアへの意識の欠如に関する報告[1]や、看護師におけるセルフケアへの意識の欠如に関する報告[2]があります。これらの資格を有する医療者であればセルフケアの必要性に関しては十分に認識していることが予想されますが、残念ながら上手にできていないようです。その要因は、医療職の特性にあります。上記二つの報告ではいずれも「患者ケアに専念する必要があり、自身のケアまで行うことができない」ことが要因の一つだとされています。要因はそれだけではなく、さまざまな要因が

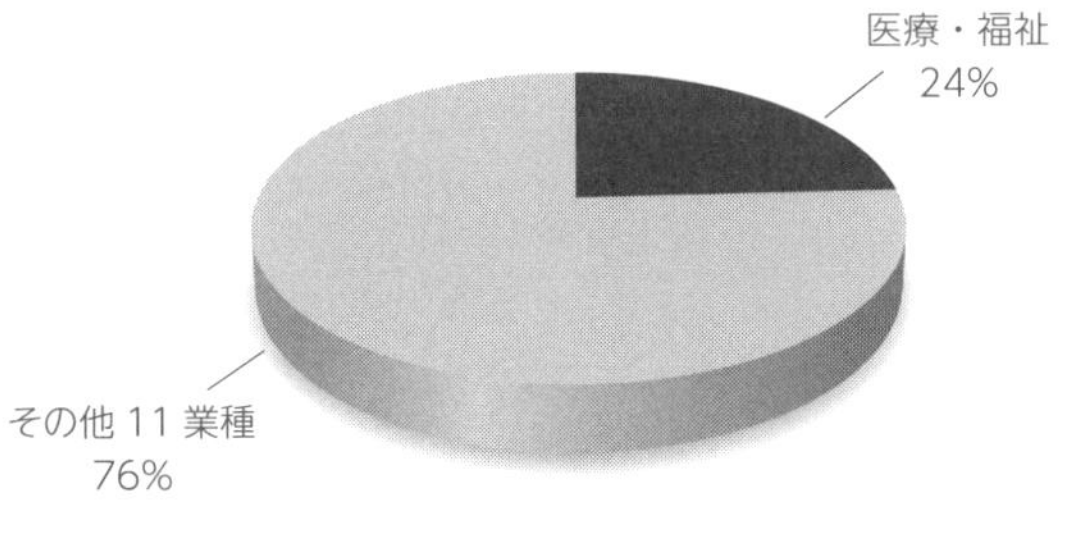

図 1　精神障害に関する事案の労災補償状況（支給決定件数の割合）

複合的に絡み合って〝セルフケアの欠如〟という事態に至っていると言えます。医療職は利他的であることが望ましいとされており、[3]共感力の強い特性を持つ人が多いと考えられます。その結果、自身のケアが疎かになり**図1**のように「医療、福祉」は他業種を圧倒する結果となっているのです。

良い支援を提供するためには、十分なセルフケアを行い自身のコンディションを整えることも重要です。ぜひ本書を活用してセルフケア力を高めていただきたいと思います。

2 医療者が注意したい心の病

医療者が注意したい心の病は複数あります。ここでは医療者が心の病に陥ってしまう理由とその対処について説明します。

医療者が心の病に陥ってしまう理由は複雑で多岐にわたりますが、**大きな原因の一つは強い精神的プレッシャーにさらされていること**だと考えられます。もともと、医療者の精神的プレッシャーを解消することの重要性は論じられていましたが、COVID-19の流行により、その認識は広く知られることになりました。例えば、中国ではCOVID-19発生時の感染症治療に関わる医療者に政府がサポートを提供し、医療者のストレスを緩和したという報告があります[4]。この報告では、感染症治療に関わる医療者のための宿泊施設を提供し、病院は食事や日常生活用品を保証し、医療者が病院での日常生活をビデオ撮影して家族と共有し、家族の不安を軽減できるように支援したとされています。また、心理カウンセラーが定期的に休憩エリアを訪れ、医療者が仕事で遭遇した困難や話を聞いて、それに応じてサポートを提供したといいます。サポートを提供した群と提供していない群の二群比較ではないため、これらのサポートの有無によって医療者の負担を軽減させたかは不明ですが、少なくとも医療者にとっては肯定的なサポートになったことが報告されています。ほかにも、COVID-19が医療者の不安や抑うつを高めたとする報告[5]や、不眠症を誘発させたとする報告[6]などがあります。

一般の企業などであれば、増員やワークライフバランスを充実させる取り組みの導入によって、仕事のプレッシャーを緩和させることができるかもしれませんが、医療職は、人の命や人生に直結する仕事ゆえ一般の企業と同様の取り組みを行うのは困難だと考えられます。本来であれば、専門的でプロフェッショナルなサポート（例えばカウンセリングやセラピー）を受けることができれば良いのですが、それには費用的な問題も発生します。また、医療者は労働時間が長い人も少なくなく、時間的にそのようなサポートを受けるのが難しいことがあります。その点、セルフケアは自分の都合の良い時間で行えます。また、いくつか試してみて自分に合った方法を選択することが可能です。**セルフケアは医療者にとって相性の良いケア**の一つなのです。

自分にとって相性の良いセルフケアを見つけて、それを習慣化していただくことができれば、あなたの仕事にもプライベートにも良い影響があるはずです。

3 セルフケアとは

ここまで、セルフケアは自身のメンタルヘルスマネジメントのような紹介をしてきましたが、それはセルフケアの一部にすぎません。**セルフケアとは、自分自身の健康や幸福を維持・向上させるために行う活動や習慣を指します。**これは身体的、精神的、感情的な面でのケアを含みます。セルフケアは、ストレスの軽減、健康の維持、自己理解の向上など、さまざまな利点を持ちます。

皆さんも患者さんと接する中で一時的な回復ではなく、根本的な回復になることを祈っていると思いますが、**セルフケアを習慣化できれば、あなた自身の根本的な回復につながっていきます**。アメリカの心理学者である、Barenettらは、セルフケアに継続的に重点を置くことは、燃え尽き症候群の予防と自分の精神的健康の維持に不可欠であることを述べた上で、セルフケアを怠ることは、職業的機能に影響を与えると報告しています[7]。つまり、セルフケア不足の状態では、他者への適切なケアの実施が不可能になるということです。そのため、医療者にとってセルフケアの実施は必要不可欠であると言えます。ぜひ、セルフケアを習慣化していただきたいと思います。

前述のように、**セルフケアとは、自分自身の健康や幸福を維持・向上させるために行う活動や習慣**を言います。このことから、セルフケアを自分のしたいことを徹底的にすることだと勘違いする人がいます。もちろん、自分のしたいことを行うことは悪いことではありませんが、セルフケアとしては不適切なものもあります。例えば、過度な飲酒を行うことやファーストフードや高カロリーの食べ物を頻繁に摂取することなどです。他にもYouTube鑑賞やゲームに没頭して引きこもることなどが挙げられます。これらは、一時的にはストレス解消につながると思いますが、継続的に実施することはお勧めしません。セルフケアとセルフケアではないものを**表1**にまとめました。「セルフケアではない」としたものにもストレスケアに役立つものもあります。しかし、それは継続的な健康や幸福をもたらすものではありませんので、注意してください。

表1　セルフケアとセルフケアではないもの

項目	セルフケア	セルフケアではない
ストレス管理	ストレス解消のためにリラクゼーションや趣味に時間を割く	動画鑑賞やゲームでストレスを解消する
食生活	バランスのとれた食事、健康的な食べ物を摂取する	ファーストフードや高カロリーの食べ物を頻繁に摂取する
運動	適度な運動を定期的に行う	運動を全くしない、または一時的に過度な運動をして体に負担をかける
睡眠	規則正しい睡眠パターンを維持し、十分な睡眠をとる	夜更かしや睡眠不足が続く
アルコール	適度に楽しむ、もしくは避ける	ストレス解消のために過度にアルコールを使用する
精神的健康	カウンセリングやマインドフルネスを実践し、心の健康を保つ	心の問題や感情を無視し、必要なサポートを受けない
社会的関係	友人や家族と積極的に交流し、支援ネットワークを築く	人間関係を軽視し、友人や家族との交流を避ける

4

セルフケアを怠ると

セルフケアを怠ると仕事や生活に影響が出てきます。初めはその異変には気がつけないかもしれません。しかし、確実に影響が現れます。例えば、睡眠の質が低下します。医療に従事しているあなたであれば、睡眠が非常に重要なことは説明不要かと思いますが、**睡眠の質が低下すると、集中力の低下、倦怠感、イライラなどが出現します。**それらはいずれ次のような事象につながっていきます。

- **仕事のパフォーマンスの低下**
- **対人関係のトラブル**
- **不安感や抑うつ感の増加**
- **共感力の低下**

などです。医療者として共感力の低下は避けなければいけません。治療にも影響が出るからです。そのため、セルフケアを怠らず、日頃から意識して実施してみてください。

ここまで、セルフケアを怠らないように書いてきましたが、怠るつもりはないが現実的に実施できないという医療者も多いと思います。そこで簡単なセルフケアチェックシートを作ってみました。このチェックシートを使ってみて、どのくらい実施できているか確認してみてください。あまり実施できていない場合は、意識してセルフケアを取り入れてください。

セルフケアチェックシート

1．基本的な生活習慣

□ 十分な睡眠をとっていますか？（七～八時間程度）
□ バランスのとれた食事をしていますか？（野菜、果物、タンパク質など）
□ 適度な運動をしていますか？（週に少なくとも三回、三〇分程度の運動）

2．精神的な健康

□ ストレス管理を意識していますか？（リラクゼーション、瞑想、深呼吸など）
□ 感情を表現できていますか？（友人や家族と話す、日記を書く）
□ 趣味や好きなことに時間を割いていますか？

3. 人間関係のケア

□ 友人や家族と定期的に連絡をとっていますか？

□ 社交的な活動に参加していますか？（グループ活動やイベント）

□ 感謝の気持ちを伝えていますか？（「ありがとう」と言う習慣）

4. 休息とリラクゼーション

□ スマホやパソコンの使用時間を管理していますか？

□ 自然の中で過ごす時間を確保していますか？

□ お風呂やマッサージなど、身体を癒す時間を持っていますか？

5 セルフケアの必要性を認識する

セルフケアを怠ってはいけないことを先ほど書きました。チェックシートも活用して、**セルフケアが不足しているときには、意識的に実施してみてください。**ここではセルフケアの必要性を認識するための、自分の体と心の声を聞く方法を紹介します。ボディスキャン瞑想とマインドフルネスについて、詳細は後述します（↓一五三・一五五頁）。ここでは簡単に紹介させてください。

1．ボディスキャン瞑想

やり方 静かな場所で横になり、目を閉じます。つま先から頭のてっぺんまで、体の各部分に意識を向けて、緊張や違和感、疲労感がないか確認します。それぞれの部位に数秒ずつ集中し、体の状態を感じ取りましょう。

効果 体の状態に気づき、ストレスや疲労の兆候を早期にキャッチできます。

2．マインドフルネス呼吸

やり方 背筋を伸ばして座り、目を閉じて呼吸に意識を集中します。鼻からゆっくり息を吸い、口からゆっくり吐き出します。呼吸のリズムに集中し、心がさまよう場合はやさしく呼吸に戻しましょう。

効果 呼吸に集中することで、心の状態を落ち着かせ、心が訴えていることに気づきやすくなります。

3. ジャーナリング（日記を書く）

やり方　毎日、感じたことや考えたことを自由に書き出します。どんな小さなことでも良いので、感じたままを文字にして表現します。感情や身体の状態に関する記録を付けるのも良いでしょう。

効果　心の中で起こっていることを客観的に整理でき、心や体が訴えているメッセージに気づきやすくなります。

4. 体を動かすことに集中する

やり方　軽いストレッチやヨガ、散歩など、体を意識的に動かす時間を持ちます。体の動きや筋肉の緊張、リラックスを感じながら行います。

効果　体の声を聞き、どこに緊張が溜まっているか、どの部分がリラックスしているかを感じ取ることができます。

5. 心の声をキャッチする質問

やり方　日常の中で「今、自分は何を感じているのか？」「何が自分を幸せにしているのか？」「何が不安を引き起こしているのか？」などの質問を自分に問いかけてみます。

効果 心の中で感じていることや考えていることを言語化することで、心の状態を明確に把握できます。

6 普段使いのセルフケアと特別なセルフケア

二つのセルフケアを使い分けていただくと、心身に良い刺激を与えることが可能になります。普段使いのセルフケアは、ストレッチやヨガ、音楽鑑賞など自宅や近隣でできるようなものです。そして、特別なセルフケアは少し背伸びをしないと実施できないものです。普段使いのセルフケアをもちろん意識して実施していただきたいのですが、人というのは刺激に慣れてしまうもので（心理学では「馴化」と言います）、**たまに特別なセルフケアを取り入れていただくことをお勧めします。**

特別なセルフケアの内容は人それぞれです。自分が十分にリフレッシュできた実感を持てることを実施するべきです。しかし、思いつかないという人もいると思いますので、次の内容を参考にしてください。

1. スパや温泉でのリラクゼーション

内容　定期的にスパや温泉に行って、リラックスした時間を過ごす。マッサージやアロマセラピー、サウナなども取り入れて、心身の緊張をほぐします。

効果　深いリラクゼーションが得られ、ストレスが軽減されます。体の疲れを癒し、精神的なリフレッシュにもつながります。

2. 一人旅やリトリート（詳細は後述します：一六二頁）

内容　短期間の一人旅やリトリートに参加して、自然の中で過ごしたり、静かな環境で自分と向き合う時間を持ちます。スマホやパソコンをオフにして、デジタルデトックスも行うと良いでしょう。

効果　日常の忙しさから解放され、自分自身と向き合う時間を持つことで、心の静けさや新たなインスピレーションを得られます。

3. 高級スキンケアやエステの利用

内容　特別なスキンケアアイテムや、普段は使わないような高級なコスメを使ったセルフケア、またはプロによるエステを受けて、自分を贅沢にケアします。

効果　肌の健康が向上し、外見だけでなく内面的な自信も高まります。自分を大切にする気持ちが育まれます。

4．自分へのご褒美ディナー

内容 自分のためだけに特別なディナーを準備したり、好きなレストランで贅沢な食事を楽しむ日を作ります。料理の過程を楽しんだり、外食でリラックスした時間を過ごします。

効果 美味しい食事を楽しむことで、心が満たされ、幸福感が高まります。自分への感謝や労りの気持ちが育まれます。

7 心が傷つきすぎると回復できなくなる

心の傷つきは、日常生活の中でしばしば起こる現象です。適度なストレスは自己成長を促す要因となることもありますが、(8) **心が過度に傷つくと、自身で回復することが困難になることがあります。** ここでは、心の回復を阻害する主な理由について考察します。

1. 心理的トラウマの蓄積

心が傷つく経験を繰り返すことで、トラウマ（心的外傷）が心の中に蓄積されます。このトラウマが解消されないまま放置されると、次第に重くなり、心の回復力が低下します。研究によれば、トラウマは日常生活におけるストレス耐性を減少させ、些細なことでも大きなダメージを受けやすくなる原因となります。[9]

2. 自己肯定感の低下

心が傷つくと、自分に対する評価や価値観が低下し、自己肯定感が下がることがあります。自己肯定感が低くなると、物事をポジティブに捉える力が弱まり、回復に必要なエネルギーも不足しがちになります。このような状態では、新たな挑戦や回復への道を歩むことが困難になります。[10]

3. うつ状態や不安の悪化

繰り返し心が傷つくと、うつ状態や強い不安感が慢性化し、心のエネルギーが奪われることがあります。これにより、心の回復がさらに難しくなり、深い絶望感に陥ります。特に、うつや不安の悪化は心の疲れを増大させ、回復に向かう意欲や能力を削ぐ要因となります。[11]

4. 孤独

心が傷ついたときに、適切なサポートや理解が得られない場合、孤独感や無力感が強まります。このような状況において、友人や家族からの支援が欠けると、心の負担を一人で抱え込むことになり、回復のプロセスが妨げられます。孤独感は、心理的な健康に深刻な影響を及ぼすことが知られています[12]。

5. 回避行動の増加

心が傷つきすぎると、新たな傷つきを避けるために、人間関係や日常の活動から距離を置くようになることがあります。この結果、社会的なつながりが減少し、孤立感が深まり、心の回復力が低下します。回避行動は、一時的に心の安定を保つかもしれませんが、長期的には問題を解決せず、逆に回復を妨げる要因となります[13]。

心が傷つきすぎると、回復が難しくなることが多いです。したがって、医療者として自己の心の健康を意識し、**必要なサポートを求めることが重要です**。心の傷を軽減し、回復するためには、適切な方法で自分自身をケアし、**周囲とのつながりを大切にすることが求められます**。

8 涙が止まらなくなるその前に

心の痛みは、ストレスを引き起こし、身体がその反応として涙を流すことがあります。この過程は、体が感情的な負担を軽減しようとする試みであり、涙を流すこと自体は決して悪いことではありません。しかし、医療者は他の職種と比較して、仕事のことで傷つき後悔し涙を流すことが多いと考えられています。特に、患者の死や高い緊張感に包まれていることが強い影響を与えているとされています。[11]

涙を流した後に自然に回復できるのであれば問題ありませんが、涙が止まらない状態になった場合は要注意です。涙が止まらない状態は、共感が得られない状況や強い孤独感を感じていることが多いです。心の傷は、人とのつながりを求める気持ちを強めることがあります。孤独感や理解されない苦しみを感じると、涙が出ることがあるため、注意が必要です。このような状態に陥った場合、意識してセルフケアを実施しても自力で回復できないかもしれません。

自力で回復できないと感じたとき、一番有効な方法は専門家に相談することです。具体的には、心理カウンセラーや精神科医に相談することが推奨されます。医療者は、他の職業の人々と比較して相談の敷居が高いと感じることが少なくありません。しかし、相談することや安心して弱音を吐くことは非常に重要です。私自身、多くの医療者の相談に乗った経験がありますが、涙が止まらず自力で回復できないときには、専門家を頼ることが最も効果的です[14]。

もう一つの有効な方法は、**同じような経験を持つ人たちと交流することです**。その際に大切なのは、問題を解決することではなく、共感や理解を得られるかどうかを見定めることです。涙が止まらないほどの傷ついている状態は、共感が得られないことや孤独が原因であることが多いため、その点を補うことができるかを十分に検討してください[12]。

ポイント

1. 誰かに相談する：可能であれば、専門家への相談も検討してください。
2. コミュニティに参加する：共感が得られることに重きを置いてください。
3. 問題を解決しない：強く疲弊する問題が生じている状況では、簡単に問題

解決はできません。

心の痛みを軽減するためには、まず自分の感情を認識し、必要なサポートを求めることが大切です。医療者としての役割を果たすためには、自分自身の心の健康を守ることが不可欠です。

コラム❶ 看護師のセルフケア事例 ― Aさんの闘い

医療現場は、日々多くの患者と向き合う中で、看護師自身も心身ともに疲弊しがちです。今回は、うつ病を患った看護師の事例を通じて、セルフケアの重要性を考えてみたいと思います。

彼女は看護師歴五年のAさん。看護師になった当初は、患者のために尽くすことにやりがいを感じ、やる気に満ち溢れていました。しかし、日々の激務や、寮生活による人間関係のストレスが重なり、次第に心身の疲れが蓄積していきました。特に、同僚との関係が深まらない中で、仕事のストレスを発散する場所がなく、休みの日は自宅で引きこもることが多くなりました。

Aさんは、次第に不眠に悩まされるようになり、精神科を受診しました。初めは適応障害と診断されましたが、処方された薬物療法が効果を示さず、最終的に抗うつ薬が処方されることとなりました。抗うつ薬の効果が現れ始めると、彼女の症状は改善し、診断名も「うつ病」となりました。この診断は、彼女自身にとって一つの転機となりました。

主治医からは、環境調整の必要性が指摘され、Aさんは夜勤のない部署への異動を決意しました。この異動は、彼女に

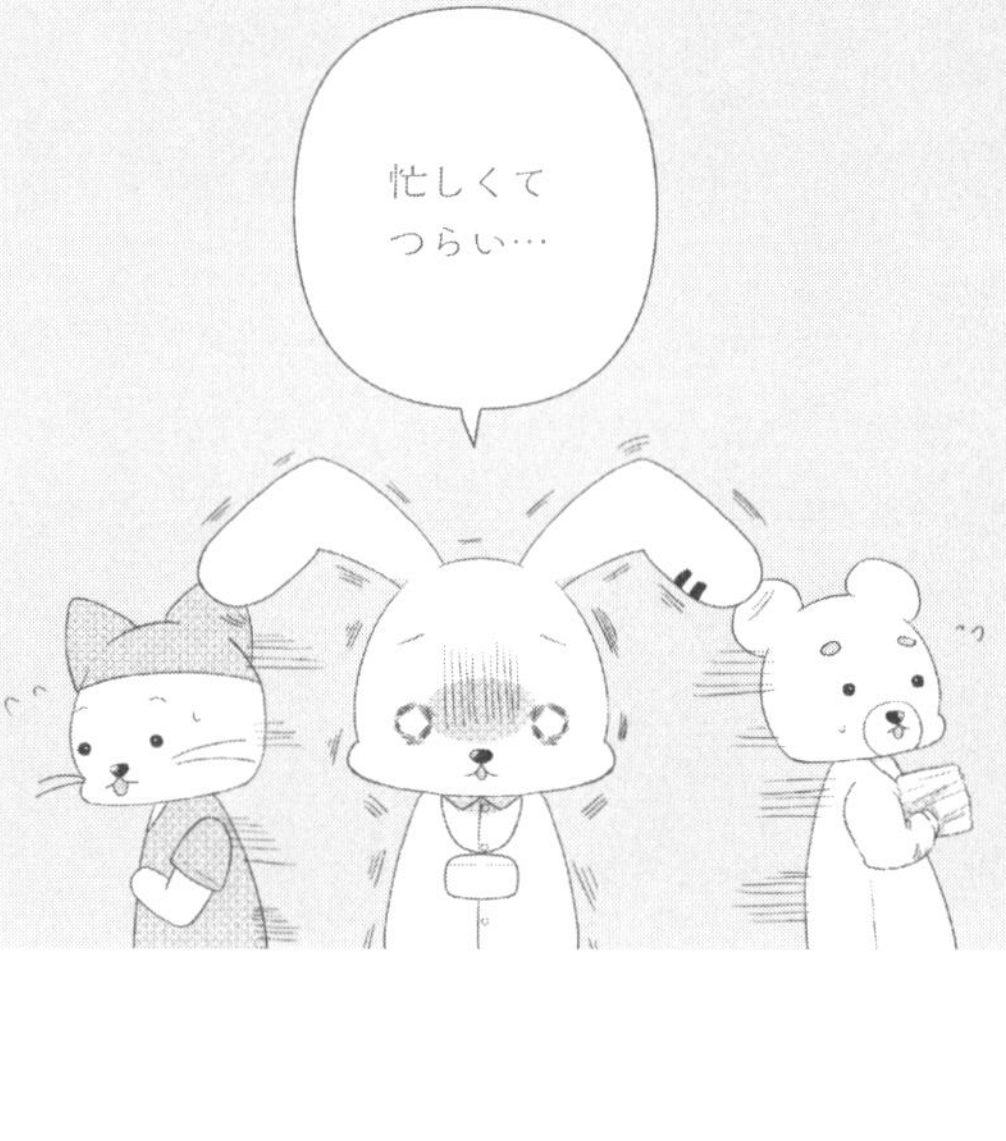

とって大きな助けとなりました。夜勤のストレスから解放され、少しずつ心の余裕が生まれましたが、まだまだ心のケアが必要でした。

そこで、Aさんは地元のテニスサークルに参加することにしました。このサークルへの参加は、彼女にとって新たな出会いと楽しみをもたらしました。テニスを通じて身体を動かすことで、ストレスが軽減され、また、病院外での人間関係が築かれることで、心のリフレッシュにもつながりました。オンとオフのメリハリをつけることができたのです。

今では、Aさんは看護師として再び活躍しています。彼女は、自らの経験を通じて、セルフケアの大切さを痛感しました。仕事のストレスを抱え込まず、適切なサポートを求めること、そして、自分自身の時間を大切にすることが、心の健康を保つために不可欠であると実感しています。

この事例は、医療者がセルフケアを行うことの重要性を示しています。私たちも、Aさんのように自分自身を大切にし、心の健康を維持するための方法を見つけていくことが求められています。看護師としての使命感を持ちながらも、自分自身を労わることが、より良い医療を提供する土台となるのです。

第2章

医療者を取り巻くストレスとは

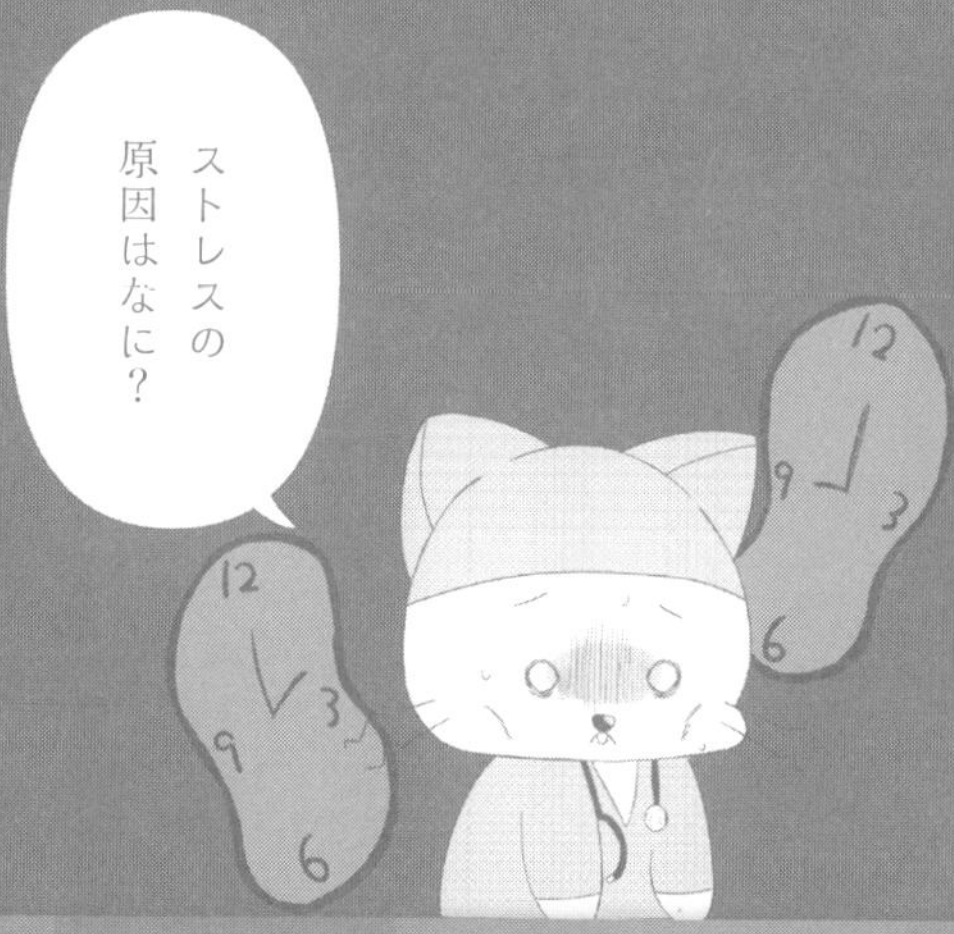

1 緊張感のある職場

医療者は、患者の命や健康に直接関わるため、非常に大きな責任を担っています。すなわち、常に高いプレッシャーにさらされています。最近の研究では、医療者のストレスを緩和する必要性が指摘されており[1]、我が国でも医療者を対象とした働き方改革が始まっています。例えば、二〇二四年四月には医師の働き方改革が施行され、これにより勤務時間の短縮が図られ、プライベートの充実が期待されています。さらに、日本看護協会は看護師の働き方改革に関するパブリックコメントを発表し、医療者の労働環境の改善を目指しています[2]。このような働き方の構造の変化によって、医療者のストレスが軽減されることが期待されていますが、患者の命や健康に直接関わる責任は変わらないため、緊張感からの完全な解放は難しいと考えられます。

このような状況において、張り詰めた心を労るにはセルフケアが不可欠です。この活動は、ストレスを軽減し、心の安定を図るために非常に重要です[3]。

セルフケアを実施するには、まず時間を作ることが必要です。忙しい日常の中でも、自分のための時間を意識的に確保することが重要です。例えば、仕事の合間に短い休憩を取ったり、週末にリフレッシュのためのアクティビティを計画したりすることが効果的です。また、同僚や友人と共にセルフケアを行い、相互にサポートし合うこともできます。共感や理解を得られる環境は、心の安定に寄与します。(4)

セルフケア実践は、自己の健康を守るだけでなく、患者に対してもより良い医療を提供する基盤となります。心身の健康が保たれることで、医療者はより高いパフォーマンスを発揮し、結果として患者のケアにも良い影響を与えることができます。このように、セルフケアは医療者にとって不可欠な要素であり、積極的に取り入れるべきです。

結論として、医療者は自分自身の心の健康を大切にし、セルフケアによってストレスを軽減し、より良い医療を提供できるよう努めることが求められます。時間を作ってセルフケアを実施し、**自分自身を労わることが重要なのです。**

2 人間関係によるストレス

病院や医療施設など、多くの人が集まる環境では、人間関係によるストレスが生じやすくなります。医療機関における人間関係のストレスの原因は、以下の要素が影響していると考えられます。まず、多様な職種の存在があります。医療機関には医師、看護師、技師、事務職など、さまざまな職種が存在し、それぞれの役割や専門性が異なります。このため、コミュニケーションや協力が難しくなることがあります[5]。職種ごとの文化や価値観の違いが、誤解や対立を生む要因となることがあるのです。

次に、**高いストレス環境も大きな要因です**。医療現場は緊張感が高く、急を要する状況が多いため、職員のストレスが蓄積しやすいです。このストレスが人間関係に影響を及ぼし、誤解や衝突を引き起こすことがあります[1]。特に、緊急時の判断や行動が求められる場面では、ストレスが増幅され、コミュニケーションが円滑に進まなくなることがあります。

また、責任の所在も重要な要素です。患者の命に関わる業務であるため、各自の責任が重く、判断や行動に対して大きなプレッシャーがかかります。そうすると、意見の対立や不満が生じやすくなります。責任の重さからくる緊張感は、チーム内の信頼関係にも影響を及ぼすことがあります。[6]

さらに、コミュニケーションの不足もストレスの要因です。忙しい業務の中で十分なコミュニケーションが取れないことが多いと、誤解や情報の行き違いが発生しやすいです。このような状況では、特に重要な情報が共有されず、結果として患者ケアにも悪影響を及ぼすことがあります。[3]

最後に、ヒエラルキーの存在も無視できません。医療機関には階層的な構造があり、上司と部下の関係が明確です。このため、意見を言いづらい状況や、上下関係による摩擦が生じがちです。特に、**若手医療者や新人看護師は、自分の意見を主張することが難しいと感じることが多く、このことがストレスの原因となります。**[6]

これらの要因が相まって、医療者は人間関係によるストレスを抱えることが多いです。これを軽減するためには、意識的なコミュニケーション、信頼関係の構築が重要です。また、ストレスマネジメントの手法を学び、実践することも役立ちます。医療者自身の心の健康を守るために、こうした対策が求められます。

3 シフト勤務によるストレス

医療者の中にはシフト勤務を行う人が多く、他の職業と比較してもその割合は高いと考えられます。シフト勤務には特有のストレス要因が存在し、以下のような点が挙げられます。

まず、社会的な孤立感です。シフト勤務では、一般的な生活リズムを持つ人々と時間が合わず、交流が減少することが多いです。これによって孤立感が生まれます[6]。特に、友人や家族との時間が合わないと、心理的なストレスが増加することがあります。

次に、急なシフト変更が挙げられます。業務の性質上、突発的なシフト変更や残業が多く、予定が立てにくくなります。このような不確実性は、ストレスを感じる一因となります[1]。急な変更に対処するための柔軟性が求められる一方で、心身に負担をかけることがあります。また、業務の負担も無視できません。シフト勤務では、特に忙しい時間帯に人手が不足しがちであり、その結果として業務負担が増えることがあります。このような状況では、業務の効率が低下し、ストレスが蓄積されます[3]。

さらに、身体的健康への影響についても触れておきます。不規則な勤務が続くと、睡眠障害や消化不良といった健康問題が発生しやすくなります。これがストレスの原因となり、さらなる健康問題を引き起こす可能性があります。[7] シフト勤務による**生活リズムの乱れは、心身の健康に深刻な影響を及ぼすことがあるのです。**

一方で、シフト勤務には平日休みを活用できるというメリットもあります。平日休みには多くの利点があります。趣味や新しいスキルを学ぶ時間を持つことができ、自分自身の成長に寄与できます。医療機関や専門店が空いている時間に行けるため、スムーズにサービスを受けられるのも大きなメリットです。これらの利点を活かし、平日休みをより充実した時間にすることができるでしょう。**セルフケアの時間も取りやすくなるため、ぜひ意識して実施していくことをお勧めします。**

4 援助希求ができない雰囲気

援助希求とは、個人が他者に対して支援を求める行動やプロセスを指します。これは、心理的、社会的、または物理的な問題に直面した際に、他者からの助けやサポートを必要とする状況で特に重要です。援助希求は、健康な人間関係を築くための基本的な要素であり、ストレスや不安を軽減し、問題解決の手助けとなります。特に医療現場では、医療職が互いに支援し合うことで、業務の効率性やチームワークが向上します。しかし、病院などの医療職においては、援助希求ができない雰囲気が蔓延していることが多いです。

その理由として、まず競争的な環境が挙げられます。医療分野は高い専門性を求められるため、同僚との競争が生じやすく、助けを求めることが弱さと見なされることがあります[6]。また、医療職は階層的な構造を持つことが多く、上司や先輩に対して援助を求めることが難しいと感じる場合があります。このため、下位職が積極的に援助を求めることは稀です。さらに、医療現場は常に忙しく、時間的余裕がないため、他者に援助を求めることが後回しにされがちです。加えて、日本の文化では自己主張や助けを求めることが表だって見られないため、援助希求が難しいと感じる人が多いのです[7]。

このように、援助希求ができない環境にいると、メンタルヘルスにさまざまな問題が生じます。まず、他者に助けを求められないことでストレスが増加し、心理的負担が大きくなります。これが慢性的なストレスにつながります。また、**援助を求めることができないと孤立感を覚えやすくなり、社会的なサポートが不足した状態になります**。この孤独感は、うつ病や不安障害のリスクを高めます[3]。

さらに、医療職は長時間の勤務や高い責任感から燃え尽き症候群に陥ることが多いですが、援助を求められない環境では助けを得る機会が少なく、精神的な疲弊が進みます。精神的な健康が損なわれると、業務の効率や質が低下し、患者へのサービスにも悪影響を及ぼします[1]。

結論として、援助希求は心理的健康や職場の雰囲気において重要な要素です。医療職においては、援助を求めることができる環境を整えることが、職場全体の健康や効率性を向上させるために必要不可欠です。心理的なサポートを受けることができる文化を育むことで、医療職のメンタルヘルスを守り、より良い医療サービスの提供が可能になります。

5 職場における孤独感

医療職は、患者のケアや治療に専念する一方で、孤独感を覚えやすい環境に置かれています。その理由として、まず高い専門性が求められることが挙げられます。医療現場では、医師や看護師がそれぞれの専門知識を持ち寄り、チームで働くことが求められますが、専門性の違いからコミュニケーションが難しくなる場合があります[6]。また、長時間勤務や不規則なシフトも孤独感を増幅させる要因です。多忙な業務の中で、他者との交流の時間が確保できず、結果として孤立感を覚えがちなのです。

孤独感は、メンタルヘルスに深刻な影響を及ぼします。孤独感によって、ストレスや不安が増加し、うつ病のリスクが高まることが研究で示されています[3]。医療職は、患者の健康を守る責任を負っているため、自身のメンタルヘルスが損なわれると、業務の効率や質が低下し、患者へのサービスにも悪影響を及ぼしかねません。さらに、孤独感は自己評価を低下させ、職場でのパフォーマンスにも悪影響を与えるため、早期の対策が必要です。

職場における孤独感を軽減させるためには、いくつかの工夫が考えられます。まず、定期的なチームビルディング活動やコミュニケーションの場を設けることが重要です。例えば、ランチミーティングやリフレクションセッションを通じて、互いの意見を共有しやすい環境を作ることができます。また、メンター制度を導入し、経験豊富な職員が若手職員をサポートすることで、孤立感を軽減するのにも効果的です。(7) さらに、職場の文化を見直し、助け合いの精神を育むことで、孤独感を覚える職員が少なくなるでしょう。しかし、職場環境や文化によっては、これらの工夫が難しい場合もあります。そうしたときには、セルフケアを活用してみてください。

自分自身の感情やストレスを管理するために、趣味やリラクゼーション法を取り入れることが推奨されます。例えば、運動や瞑想、アート活動など、自分に合った方法でストレスを解消することが大切です。また、友人や家族との時間を大切にし、外部のサポートを受けることも有効です。セルフケアを通じて、自身のメンタルヘルスを守ることが、結果として職場での孤独感を軽減する一助となります。

結論として、医療職は孤独感を感じやすい環境にありますが、その影響を理解し、適切な対策を講じることで、メンタルヘルスを守ることが可能です。職場での工夫とともに、セルフケアを実践することで、より健康的な職場環境を築くことができるでしょう。

6 離職者の多い業界

医療職の離職率は、他業界と比較して高い傾向があります。医療や福祉業界においては、離職率が平均的に高く、これは過重労働や職場の人間関係、給与面での不満が主な要因とされています。厚生労働省のデータによれば、医療・福祉業界の離職率は他の産業に比べて高いことが示されています。[8]

具体的には、離職率は約二〇％を超えることが一般的であり、医療職も同様に高い数字を示しています。全体の離職率が平均一四％程度であるのに対し、医療職の離職率はそれを上回ることが多いです。このような状況は、**医療職特有のストレス要因が多く存在することに起因しています**。過重な業務負担や労働環境の厳しさが、離職の主な理由として挙げられています。[1]

医療者の離職率が高い具体的な理由はいくつかの要因に起因しています。まず、前述のように、過重労働が大きな要因です。医療現場では長時間勤務や夜勤が一般的であり、身体的・精神的な負担が非常に大きくなります。特に、看護師や介護職は患者のケアを優先するあまり、自分の健康を犠牲にしてしまうことが多いです。[3]

次に、人間関係のストレスも重要な要因です。医療職はチームでの協働が多いですが、職場の人間関係が悪化すると、ストレスが増加し、離職につながることがあります。特に、上下関係や同僚との摩擦が離職の一因として挙げられます。[6] また、給与や待遇の不満も離職の要因となります。医療職は高い専門性が求められますが、給与や待遇がその専門性に見合わないと感じることが多く、特に介護職では低賃金が問題視されています。

さらに、**感情的な負担も無視できません**。患者の命を預かる責任感や、患者の苦痛を目の当たりにすることによる感情的な負担が大きく、これが長期的に蓄積されることでメンタルヘルスに悪影響を及ぼします。[7] キャリアの停滞感も、離職を考える要因の一つです。医療職においては、昇進やスキルアップの機会が限られていると感じることがあり、これがモチベーションの低下につながります。

最後に、職場環境の厳しさも影響しています。医療現場は常に緊急事態に対応するため、職場環境が厳しいことが多く、このような環境ではストレスが増し、離職を検討する要因となります。これらの要因が重なり合うことで、医療者の離職率が高くなる傾向があります。

このように、医療者の離職率の高さは業界全体の問題であり、今後の改善が求められています。医療職のメンタルヘルスを守るためには、職場環境の改善が必須です。また個人がセルフケアの重要性を認識し、具体的な対策を講じることも必要です。

7 患者との死別

医療者にとって、患者の死別はさまざまなストレスを引き起こす重要な要因となります。主なストレス要因には、感情的負担、職業的アイデンティティの揺らぎ、バーンアウト（burnout／燃え尽き症候群）、およびチーム内の影響が挙げられます。

まず、患者との関係が深まるほど、**死別は医療者にとって強い悲しみや喪失感を伴います**。特に、長期にわたって治療を行った患者の場合、その影響は非常に顕著です。医療者は患者の人生に深く関与しているため、患者の死は単なる職業上の出来事ではなく、個人的な喪失として感じられることが多いです。このような感情的な負担は、医療者の精神的健康に大きな影響を与える可能性があります。

次に、患者の死は医療者の職業的アイデンティティに揺らぎをもたらします。患者の死を経験することで、医療者は自らの役割や責任について疑問を抱くことがあります。「もっとできたのではないか」といった自己批判が浮かび、これがさらなるストレスを引き起こします。このような内面的な葛藤は、医療者が自信を失う原因にもなりえます。また、患者の死別は医療者の精神的疲労を増大させ、バーンアウトのリスクを高めます。特に、頻繁に患者を失う環境にいる医療者は、精神的な疲労が蓄積しやすく、結果として仕事に対する意欲を失うことがあります。バーンアウトは、医療者のパフォーマンスや患者へのケアの質にも悪影響を及ぼすため、注意が必要です。

さらに、患者の死は医療チーム全体にも影響を及ぼします。チーム内でのコミュニケーションや協力関係にストレスをもたらし、医療者同士のサポートが重要となります。患者の死を共有することで、チームメンバーが互いに支え合える一方で、感情的な負担の共有により、チーム全体の士気が低下する場合もあります。

患者との死別をきっかけに離職する医療者も存在します。先行研究によると、特に精神的な負担が大きい職場環境においては、離職率が高まることが示されています。例えば、O'Connorらの研究[9]では、メンタルヘルス専門職におけるバーンアウトと離職に関する系統的レビューが行われており、医療者が直面するストレスの実態が明らかにされています。また、Sandfordらの研究[10]では、患者の死が医療専門職に与える影響が示されており、医療者のメンタルヘルスへの影響が強調されています。これらの研究は、患者の死別が医療者の離職に影響を与える可能性を示唆しています。

このように、患者との死別は医療者にとって多くのストレスをもたらし、その影響は個人の精神的健康や職業生活に大きな変化を引き起こすことがあります。医療現場では、これらの課題に対処するためのサポート体制が必要であると言えるでしょう。

8 感情労働であること

感情労働とは、職務を遂行する際に特定の感情を表現したり抑えたりすることが求められる労働のことを指します。この概念は、アメリカの社会学者アーヴィング・ゴフマンによって提唱され、その後、アリス・ホークシールドが「感情労働」という言葉を用いて、接客業や医療職などでの感情の管理の重要性を強調しました。感情労働は身体的な作業だけでなく、感情的な労力を伴うため、**心理的な負担が大きいとされています。**

医療職は、患者と直接対峙するため、感情労働が不可欠です。医療者は患者に対して思いやりや共感を示しながら、適切な医療を提供する必要があります。患者の不安や痛みを理解し、安心感を与えるためには、医療者自身が感情をコントロールし、時には自分の感情を抑えることが求められます。また、医療現場では患者の死や病気に直面する場面が多く、これに対処するための感情的なスキルが必要とされます。このような理由から、医療職は感情労働が重要な職業となっています。

感情労働がストレスにつながる理由はいくつかあります。まず、感情を抑えること自体が心理的な負担となり、ストレスを引き起こす要因となります。医療者は常にポジティブな感情を示すことが求められるため、自身の感情を抑えがちとなり、これが長期的には感情的疲労を招くことがあります。

次に、感情労働は自己認識やアイデンティティに影響を及ぼすことがあります。医療者は自分の感情と職務上求められる感情との間で葛藤を抱えがちで、これが自己評価の低下や職業的な満足度の減少につながります。

さらに、感情労働はチーム内の人間関係にも影響を与えます。感情的な負担が同僚とのコミュニケーションや協力関係に悪影響を及ぼし、結果として職場全体の士気が低下する場合があります。このように、**感情労働は医療者の精神的健康や職場環境にさまざまな影響を及ぼすため、注意が必要です。**

このような背景から、感情労働は医療職において重要なテーマとなっており、医療者のメンタルヘルスを守るための対策が求められています。

9 ミスが許されない状況

医療現場では、ミスが患者の死につながる可能性が常に存在します。医療者は、患者の生命を預かるという重大な責任を担っており、そのためには高い専門知識と技術が求められます。しかし、緊張感が漂う職場環境や長時間の勤務、さらにマンパワーの不足が重なることで、医療者はしばしばストレスにさらされています。

まず、医療現場の特性として挙げられるのは、**常に緊張感がある職場であるという点です。**患者の状態は刻一刻と変化するため、医療者は迅速かつ正確な判断を求められます。特に、手術や緊急対応の場面では、わずかな判断ミスが命に関わる重大な結果を引き起こすことがあります。このような状況では、医療者は常に神経を張り詰めて業務にあたる必要があり、そのストレスは非常に大きいものとなります。

次に、勤務時間の長さも大きな問題です。医療者は、シフト制や夜勤を含む長時間の勤務を強いられることが多く、体力的・精神的な疲労が蓄積されやすくなります。疲労が蓄積すると、集中力や判断力が低下し、ミスを引き起こすリスクが高まります。特に、連続勤務が続くと、体力的な限界を超え、業務の質が低下することが懸念されます。さらに、マンパワーが常に不足していることも、医療現場の大きな課題です。多くの医療機関では、必要な人員が揃わず、医療者一人当たりの負担が増加しています。これにより、一人の従事者が担当する患者数が増え、業務が過密化する傾向があります。マンパワー不足のために、医療者は一度に多くの業務をこなさなければならず、結果としてミスが発生する可能性が高まります[7]。

このような状況下では、医療者自身のセルフケアが重要です。適切な休息やリフレッシュ時間の確保が、ミスを防ぐために不可欠なのです。**ストレス管理やメンタルヘルスの維持は、医療の質を向上させるためにも必要です。**具体的には、定期的な休暇の取得や趣味の時間を持つこと、同僚とのコミュニケーションを通じてストレスを軽減することが推奨されます[1]。また、組織全体での取り組みも重要です。医療機関は、医療者の労働環境を改善し、適切な人員配置を行うことで、業務負担を軽減する必要があります。例えば、シフトの見直しや研修を通じたスキル向上を図ることで、より安全な医療を提供できる体制を整えることが求められます[7]。

医療現場では、ミスが許されない状況が常に存在します。しかし、医療者自身の健康を守り、適切なセルフケアを行うことで、患者に対してより良いケアを提供できるようになります。医療者が自らの健康を大切にし、持続可能な働き方を実現することが、結果として患者の安全を守ることにつながるのです。

10 モチベーションの低下

医療職におけるモチベーションは、仕事の質や患者へのサービスに直結します。モチベーションとは、目標に向かって行動するための内的な動機やエネルギーを指します。多くの医療者は、患者の健康を守るという使命感や、専門的なスキルを活かすことで得られる充実感が高いモチベーションとなります。しかし、資格取得時の高いモチベーションを維持することは、実際には非常に難しいものです。

資格取得時には、専門知識や技術を習得するために多くの努力を重ねます。その際の高いモチベーションは、学びの過程や成功体験によって支えられています。しかし、現場に出て実際の業務を行うようになると、さまざまな要因でモチベーションの低下を引き起こします。特に医療職では、長時間の勤務や過酷な労働環境、患者とのコミュニケーションの難しさなどが影響しています。これらの要因は、ストレスや疲労を蓄積させ、次第にモチベーションを削ぐ結果となります。

医療職においてモチベーションが低下する具体的な理由の一つは、職場の人間関係です。

医療現場では、チームでの協力が不可欠ですが、コミュニケーションの不足や、意見の対立が生じることがあります。これにより、**職場の雰囲気が悪化し、モチベーションが低下することがあります**。また、業務の過多や責任の重さも影響します。医療者は、患者の命を預かるという重圧の中で働いており、このストレスはモチベーションを低下させる要因となります[7]。

モチベーションの低下は、医療職にとってさまざまな問題を引き起こします。まず、患者へのサービスの質が低下する可能性があります。モチベーションが低いと、注意力や集中力が欠け、患者の状態を見逃すリスクが高まります。また、医療者自身の精神的健康にも悪影響を及ぼし、バーンアウトやうつ病などの精神疾患を引き起こすこともあります。これにより、休職や退職を余儀なくされるケースも少なくありません[6]。

モチベーションを保つには、自身の精神的健康が不可欠です。医療職は、他者の健康を支える立場にあるため、自分自身のケアを怠りがちですが、自己管理が実は重要なのです。定期的な休息や趣味の時間を持つことで、ストレスを軽減し、モチベーションを維持することができます。また、職場のサポート体制を活用し、メンタルヘルスについての理解を深めることも重要です。これにより、医療者自身が健康でいることが、患者へのより良いサービスにつながるのです。

モチベーションの低下は、医療現場において避けられない課題ですが、適切な対策を講じることで改善が可能です。**自分自身の健康を大切にし、モチベーションを高める努力を続けることが、医療者としての成長につながります。**

コラム❷ 医師のセルフケア事例－B先生の転機

医療現場で働く医師は、患者の命を預かる重責を担っています。特に内科専門医としてのBさんは、学生時代から描いていた理想像に強く影響されていました。彼女が望んでいたのは、苦しむ患者を救うこと。しかし、現実は思っていた以上に厳しく、患者の死に直面することが多く、その結果、精神的に疲弊する日々が続いていました。

Bさんは、定期的に書く死亡診断書がかなりの負担になっていることに気づきました。周囲の医師たちがそれを平然と行っているように見える中で、彼女は「自分は医師には向いていないのかもしれない」と思うようになりました。この思いは、気持ちが塞ぐ日々を生み出し、次第に欠勤が増えていくことになりました。診療にも支障をきたすようになり、最終的には休職を余儀なくされました。

休職中、Bさんは心療内科を受診しました。そこで、彼女は自分の状態を見つめ直し、ある程度回復した際に主治医から転科を勧められました。また、その際に「休息とセルフケアの重要性」についても説明を受けました。これをきっかけに、彼女は定期的な映画鑑賞を始め、映画に関するブログを開設することにしました。これらの活動は、彼女にとって心のリフレッシュとなり、新しい趣味を持つことで気分転換を図ることができました。

その後、Bさんは人工透析科に復帰しました。もともと腎臓を専門としていたため、転科における問題は生じませんでした。人工透析科では、死亡診断書を書く機会が大幅に減ったことが、Bさんにとって大きな負担軽減となりました。新たな環境での仕事は、彼女にとって精神的な安定をもたらし、医師としての自信を取り戻す助けとなりました。

職場の環境調整とセルフケアを取り入れた結果、Bさんはその後順調に医師としての支援に従事できるようになりました。映画鑑賞やブログ更新は、彼女にとっての大切なセルフケアの一環となり、ストレスを軽減する手段として機能しています。また、同僚とのコミュニケーションも改善し、支え合う環境を築くことができました。

Bさんの事例は、医療者が自身のメンタルヘルスを守るためにどのようにセルフケアを行っていくべきかを示しています。医療の現場では、患者の命を大切にする一方で、自分自身の健康もまた重要です。Bさんは、休息と趣味を通じて心のバランスを取り戻し、再び医療の道を歩むことができました。私たちも彼女のように、自分自身を大切にしながら、より良い医療を提供するためにセルフケアを意識していくことが求められています。

第3章

ストレスフルな状況に気がつくためのメタ認知

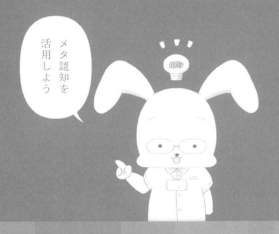

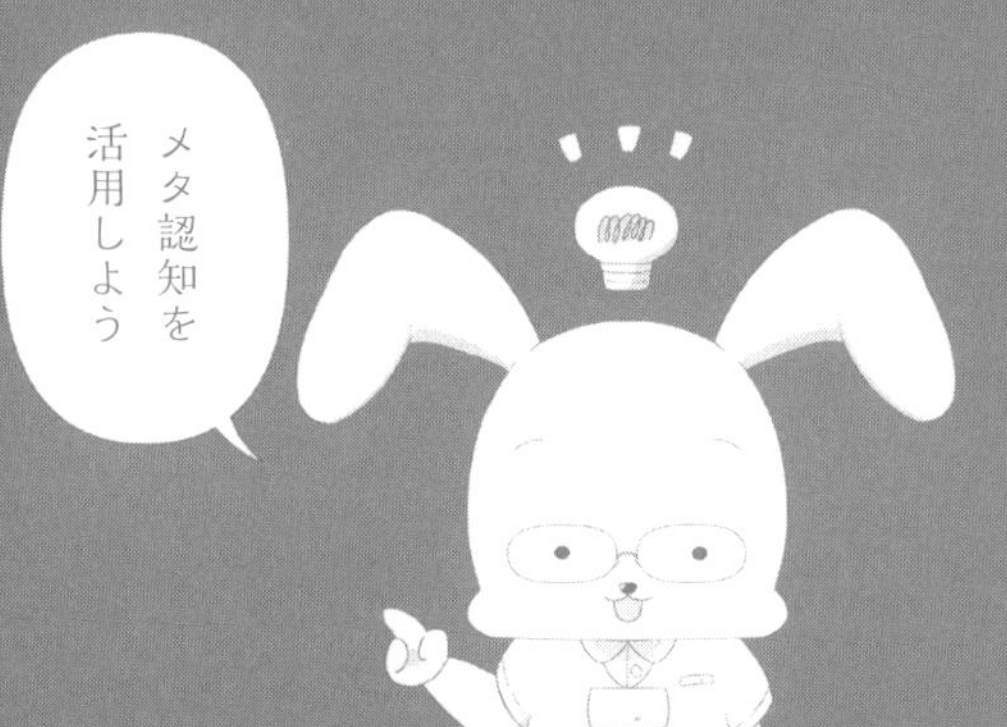

1　メタ認知とは

メタ認知とは、自分自身の認知過程を理解し、制御する能力を指します。具体的には、自分が何を知っているのか、どのように学んでいるのか、またはどのように思考しているのかを認識することです。この概念は、自己理解や自己調整において重要な役割を果たします。メタ認知は、主に「**メタ認知的知識**」と「**メタ認知的行動**」の二つの要素から成り立っています。メタ認知的知識は、自分の思考や学習スタイルに関する知識を指し、メタ認知的制御は、実際にそれを活用して自分の行動や思考を調整する能力を指します[1]。

メタ認知が働いている状態の具体例として、医療者の業務で考えてみましょう。例えば、ある医師が患者の症状に対して診断を行う際、自分の知識や経験を振り返りながら、どの情報が重要であるかを判断します。このプロセスでは、自分の知識の限界を認識し、必要に応じて他の専門家に相談することも含まれます。このように、メタ認知が働いていると、**自分の思考過程を客観的に見つめ直し、より適切な判断を下すことが可能になります**[2]。

医療者がメタ認知を高めることには多くのメリットがあります。まず、メタ認知が高まることで、自己評価能力が向上します。これにより、自分の強みや弱みを正確に把握し、必要なスキルを向上させるための具体的な行動計画ができるようになります。また、患者とのコミュニケーションにおいても、相手の反応を観察し、自分の言動を調整する視点が得られます。これにより、患者との信頼関係の構築が容易になります[3]。さらに、メタ認知が高まると、自分の精神的健康にも大きく役立ちます。ストレスの多い医療現場では、自分の感情や思考を客観的に捉えることが難しい場合があります。しかし、メタ認知を活用することで、自分のストレスの原因や反応を理解し、適切な対処法を見つけられるようになります。例えば、ストレスを感じたときに、その原因を分析し、どのように対処するかを考えることで、より効果的なストレス管理が可能になります[4]。

具体的には、ストレスを感じた際に「今、私は何に対してストレスを感じているのか」「そのストレスはどのように私の行動に影響を与えているのか」といった**問いを自分に投げかけることで、感情を整理しやすくなります**。このように、メタ認知を高めることで、ストレスに対する反応が改善され、結果として精神的健康が向上するのです。また、メタ認知は学習や成長の促進にも寄与します。医療者としての技能や知識を向上させるためには、常に自己評価を行い、改善点を見つけることが必要です。メタ認知が高まると、自分の学びを振り返り、次に何を学ぶべきかを明確にできるようになります。このプロセスは、医

療者が専門性を高めるために不可欠な要素です。(5)

医療者がメタ認知を意識的に高めるには、日常的に自己反省を行うことが重要です。日記をつけたり、定期的に自己評価を行ったりすることで、メタ認知的な視点を養えます。また、同僚や上司とのフィードバックを通じて、自分の思考過程を客観的に振り返る機会を持つのも有効です。

メタ認知は、医療者にとって非常に重要なスキルであり、**自己理解やストレス管理、患者とのコミュニケーションにおいて大きな役割を果たします**。これによって医療者自身の成長や精神的健康に寄与することができるのです。

2 メタ認知的知識とメタ認知的行動

メタ認知は、自己の認知過程を理解し、制御する能力を指します。この中でも特に重要なのが前節でも説明していますが、「メタ認知的知識」と「メタ認知的行動」です。メタ認知的知識とは、自分自身の思考や学習に関する知識を指し、具体的には「自分はどのように学ぶのか」「どのような戦略が有効か」といった理解が含まれます。一方、メタ認知的行動は、その知識を基に実際に行動を調整することを指します。つまり、メタ認知的知識が「何を知っているか」であり、メタ認知的行動が「それをどう活用するか」であると言えるでしょう。(1)

1. メタ認知的知識

メタ認知的知識は、主に三つのカテゴリーに分けられます。第一に、自分自身に関する知識です。これは、自分の強みや弱み、学習スタイルの理解を含みます。第二に、タスクに関する知識です。特定の課題や状況において、どのような戦略が効果的かを知ることです。最後に、戦略に関する知識です。これは、特定の学習や問題解決のために使用する具体的な方法や技術を理解することを指します。これらの知識は、自己の学びを深めるために不可欠です。(6)

2. メタ認知的行動

メタ認知的行動は、メタ認知的知識を基にして実際の行動を調整するプロセスです。具体的には、学習や問題解決の場面で、必要に応じて戦略を選択し、実行することが含まれます。例えば、医療者が新しい治療法を学ぶ際、自分の理解度を評価し、理解が不十分な部分を再確認する行動がこれに当たります。また、患者とのコミュニケーションにおいても、相手の反応を観察し、自分の言動を調整することが求められます。このように、メタ認知的行動は、状況に応じて柔軟に対応する能力を高めるために重要です[3]。

3. 医療におけるメタ認知的知識とメタ認知的行動の重要性

医療現場では、メタ認知的知識とメタ認知的行動が必要不可欠です。医療者は、常に変化する情報や技術に対応しなければならず、自分のスキルや知識を客観的に評価する能力が求められます。特に、患者の症状や治療法に関する情報は多岐にわたります。これらを的確に判断し、適切な行動を取るためには、メタ認知的知識が不可欠です。例えば、医師が特定の病気についての最新の研究結果を理解し、それを患者に適用する際には、自分の知識の限界を認識し、必要に応じて他の専門家に相談することが重要です[5]。

さらに、**メタ認知的行動は、医療者がストレスフルな状況に対処する際にも役立ちます。**医療現場は、緊急性や高い責任感が求められるため、ストレスが溜まりやすい環境です。このような状況下では、メタ認知的行動を通じて自分の感情や思考を観察し、適切な対処法を見つけることが重要です。例えば、ストレスを感じた際に、「今、私は何に対してストレスを感じているのか」「その原因は何か」と問いかけることで、自分の状態を客観的に理解し、冷静な判断を下すことができます。また、メタ認知的知識と行動は、患者とのコミュニケーションにも影響を与えます。医療者が自分の思考過程を理解し、相手の反応を観察することで、より良いコミュニケーションが可能になります。これにより、患者との信頼関係を築くことができ、治療の効果も向上するでしょう。具体的には、患者が不安を抱えている際に、その感情を理解し、適切な言葉がけをすることによって患者の安心感を高めることができます[5]。

メタ認知的知識とメタ認知的行動は、医療者にとって非常に重要なスキルです。これらを高めることで、自己評価能力が向上し、患者とのコミュニケーションが円滑になるだけでなく、ストレス管理にも役立ちます。医療者は、常に自己反省を行い、メタ認知的な視点を養うことで、専門性を高め、精神的健康を維持できるのです。

3 メタ認知を高めてセルフコントロールを実施する

セルフコントロールとは、自分の感情や行動を管理し、目標に向かって適切に調整する能力を指します。具体的には、欲望や衝動を抑えたり、長期的な目標を達成するために短期的な満足を我慢したりすることが含まれます。セルフコントロールは、ストレス管理や健康的な生活習慣の維持において重要な役割を果たします。例えば、健康を維持するために食事を制限したり、運動を続けたりすることは、セルフコントロールの一例です[7]。

メタ認知が高いと、セルフコントロールがしやすくなる理由は、自己理解と自己調整の能力が向上するからです。メタ認知とは、自分自身の思考過程を認識し、理解する能力であり、これにより自分の感情や行動を客観的に見つめ直すことが可能になります。ストレスを感じたときに、自分がどのような思考や感情を抱いているかを把握し、その原因を分析し、適切な対処法を見つけることができます[1]。

メタ認知が高い人は、自分の行動や感情に対する洞察力があり、どのような状況でセルフコントロールが難しくなるのかを理解しています。このため、事前に対策を講じたり、適切な戦略を選択したりできるのです。例えば、誘惑に負けそうになったときに、その誘惑が自分に与える影響を冷静に分析し、行動を調整できます。このように、メタ認知が高まることで、セルフコントロールの実施が容易になるのです(7)。

セルフコントロールができると、生活面と医療者の仕事面の両方で多くのメリットがあります。まず、生活面においては、健康的な生活習慣の維持が挙げられます。セルフコントロールによって、食事の選択や運動習慣を管理しやすくなり、体重管理や生活習慣病の予防に寄与します。また、ストレスを適切に管理することで、メンタルヘルスの向上にもつながります。

次に、医療者の仕事面においては、患者とのコミュニケーションや業務の効率化が挙げられます。医療者はストレスの多い環境に置かれがちですが、セルフコントロールによって、冷静に判断し、適切な行動を取ることが可能になります。セルフコントロールができる医療者は、患者との信頼関係を築きやすく、治療効果の向上が期待されます。

健康的な生活習慣の維持や、患者との良好なコミュニケーションを促進するためにも、メタ認知を意識的に高めていくことが重要です。医療者は自己理解を深め、適切な行動を選択することで、より良い医療を提供し、自身の精神的健康を保つことができるのです。

4 定期的な自己評価の実施

人は日常生活の中で自然と自己評価を行う傾向があります。しかし、多くの場合、この自己評価はネガティブな側面に偏りがちです。例えば、自分の失敗や欠点に焦点を当てることが多く、自身の成功や強みを見逃してしまうことが一般的です。このようなネガティブな自己評価は、心理的な健康に悪影響を及ぼす可能性があります(8)。

ネガティブな自己評価が生じる背景には、心理学的なメカニズムが存在します。まず、自己評価には「**認知バイアス**」が関与しています。特に「否定的バイアス」と呼ばれる現象は、悪い出来事や失敗を過大評価し、良い出来事や成功を過小評価する傾向を指します。このバイアスにより、自己評価はネガティブな方向に偏ってしまうのです。また、自己評価は「社会的比較理論」にも影響されます。他者と自分を比較することで、自分の立ち位置を評価することが一般的ですが、**他者が成功している場合、自分が劣っていると感じる**

ことが多くなります。このような比較は、自己評価をさらにネガティブにする要因となります。[9]

このようなネガティブな自己評価を続けると、抑うつや不安を引き起こすリスクを高めます。逆に、建設的でポジティブな自己評価を行うことは、心理的な健康を保つために非常に重要です。ポジティブな自己評価は、自信を高め、ストレスを軽減する効果があります。研究によると、自己肯定感が高い人は、ストレスに対する耐性が強く、抑うつのリスクが低いことが示されています。[10] ポジティブな自己評価を行うには、自分の強みや成功体験に目を向けることが重要です。**日々の生活の中で、小さな成功を認識し、感謝の気持ちを持つことで、自己評価を建設的に保つことができます。**また、自己評価を行う際には、具体的な基準を設けることも効果的です。例えば、過去の成果や達成した目標を振り返れば、自己評価をより客観的に行えます。[2]

定期的な自己評価により、自身のストレスに気づけるようになります。ストレスは、しばしば無自覚のうちに蓄積されるため、自己評価を通じて自分の感情や状況を見直すことが重要です。自己評価を行うことで、自分が抱えているストレスの要因を特定し、適切な対処法を見つける手助けとなります。これにより、ストレス管理が容易になり、メンタルヘルスの維持に寄与します。[4]

定期的な自己評価は、ネガティブな自己評価の傾向を克服し、建設的でポジティブな自己認識を促進するために重要です。**心理的な健康を保つには、自己評価を通じて自分の強みを認識し、ストレスに気がつくことが必要です。**これにより、より良いセルフケアが実現できるでしょう。

5 他者からのフィードバックの受け入れ

他者からの評価は、多くの人にとって気になるものですが、素直に受け入れられない人が多いのが現実です。特に医療現場では、同僚や上司からのフィードバックが重要であるにもかかわらず、それを拒絶する傾向が見られます。このような現象は、自己防衛的な心理や不安感から生じることが多いです。人は自分の評価が低いと感じると、自己価値が脅かされると考え、他者からの意見の受け入れが難しくなります。[10]

他者からのフィードバックを受け入れることで、自身の感情や行動を客観的に見直し、ストレスの原因を特定する手助けとなります。フィードバックを通じて自分の強みや改善点に気づくことで、自己認識が深まり、より良いセルフケアが可能となります。**自己評価や他者評価をバランスよく取り入れることは、メンタルヘルスの維持に重要な要素です。**④このように、他者からのフィードバックを素直に受け入れることは、心理的な健康を保つために重要です。自己成長を促し、ストレスや抑うつを予防するためには、自己防衛的な反応を乗り越え、他者の意見を受け入れる姿勢が求められます。これにより、より良いセルフケアが実現できるでしょう。

6 メタ認知を高めるメリット

メタ認知が高い人は、自分の認知プロセスを理解し、適切な判断を下す力を持っています。具体的には、自分の強みや弱みを把握し、学習方法や問題解決の戦略を柔軟に変更できる特徴があります。このような能力は、特に医療職において非常に重要です。まず、メタ認知を高めるメリットを医療職にフォーカスして具体例を挙げて説明します。

第一に、患者とのコミュニケーションが向上します。メタ認知が高い医療者は、自分のコミュニケーションスタイルや言葉の選び方を意識的に調整できるため、患者のニーズや感情に敏感に反応できます。例えば、患者が不安を抱えている場合、その感情に寄り添った言葉をかけることで、信頼関係を築くことができます。

第二に、自己評価とフィードバックの受け入れが容易になります[11]。メタ認知が高い医療者は、自分のパフォーマンスを客観的に評価し、他者からのフィードバックを素直に受け入れることができます。これにより、自己改善が促進され、専門的なスキルや知識の向上につながります。例えば、手技の習得において、同僚からのアドバイスを受け入れ、実践を重ねることで、より高いレベルの技術の修得が可能です。

第三に、ストレス管理能力が向上します。メタ認知が高い医療者は、自分のストレスの原因を認識し、適切な対処法を選択できます。例えば、忙しい勤務の中でストレスを感じた際、自分の感情を認識し、リラックスするための時間を確保できるため、バーンアウトを防ぐことができます[12]。

このように、メタ認知を高めることは医療者としての成長に不可欠です。自己認識が深まることで、より良い医療サービスを提供できるようになり、患者の満足度も向上します。さらに、メタ認知は医療者の心理的健康にも寄与します。メタ認知が高まることで、ストレスや不安を効果的に管理できるため、精神的な健康が維持されるのです。加えて生活面でも多くのメリットがあります。日常生活において、自分の思考や行動を客観的に見つめることで、より良い意思決定ができるようになります。例えば、健康的な生活習慣を意識的に選択することで、身体的健康も向上します。健康が改善されることで、精神的な充実感も得られ、全体的な生活の質が向上します。このように、メタ認知を高めることは、医療職における専門性の向上だけでなく、**生活全般においても充実感をもたらす重要な要素です**。医療者としての成長と精神的健康の両方を支えるために、メタ認知を意識的に高めていくことが必要です。

7 メタ認知を高める方法

メタ認知は、医療者にとって重要なスキルです。メタ認知を高めることで、自己評価やフィードバックの受け入れ、ストレス管理が向上し、結果的に患者ケアの質も改善されます。ここでは、メタ認知を高める方法とその具体的な実践方法、さらに実際の事例を紹介します。

まず、メタ認知を高めるための方法として、自己反省とフィードバックの活用が挙げられます。自己反省は、自分の行動や思考を振り返ることを指し、どのように学び、成長したかを意識することが重要です。具体的には、**日記をつけることで、日々の出来事や自分の感情、思考過程を記録し、後で振り返ることができます**。この方法により、自分の認知パターンを理解しやすくなります。

次に、他者からのフィードバックを積極的に受け入れることも重要です。特に、同僚や上司からの意見を聞くことで、**自分の認知の偏りに気づけます**。具体的な方法としては、定期的にフィードバックセッションを設け、他者の視点を取り入れることが有効です。また、フィードバックを受けた後は、その内容を整理し、どのように改善できるかを考える時間を持つことが大切です[12]。

さらに、メタ認知を高めるためには、**マインドフルネスの実践も効果的です**。マインドフルネスは、現在の瞬間に注意を向け、自分の感情や思考を非評価的に観察する技術です。

具体的には、毎日数分間の瞑想を行ったり、呼吸に意識を集中させたりすることで、自己認識を深めることができます。これにより、自分の思考過程を客観的に見る力が養われ、メタ認知が高まります。[13]

次に、実際にこれらの方法を試した看護師の事例を紹介します。

Cさんは、急性期病棟で働く看護師で、仕事のストレスを軽減したいと考えていました。彼女は自己反省のために日記をつけることから始めました。毎晩、仕事での出来事や自分の反応を記録し、どのように感じたかを振り返ることで、自分の思考パターンを把握しました。また、Cさんは同僚とのフィードバックセッションを定期的に設け、互いに意見を交換しました。このプロセスを通じて、他者の視点を受け入れ、自分の強みや改善点を明確に認識できました。さらに、彼女は毎日の業務の合間に数分間のマインドフルネス瞑想（→一五五頁）を取り入れることで、ストレスを軽減し、冷静な判断を保つことができるようになりました。結果として、Cさんは自己認識が向上し、患者とのコミュニケーションも改善されました。ストレス管理ができるようになったことで、仕事への満足度も高まり、職場でのパフォーマンスが向上しました。このように、メタ認知を高める方法を実践することで、看護師としての成長とともに、精神的健康も向上することが期待できます。

メタ認知を高めることは、医療者としての専門性を向上させるだけでなく、日常生活においても大きなメリットをもたらします。自己反省、フィードバックの活用、マインドフルネスの実践を通じて、メタ認知を意識的に高めることが、より良いセルフケアにつながるのです。

8 メタ認知を高めて対話の必要性を理解する

医療者にとって対話は、患者との関係を深め、治療効果を高めるために不可欠な要素です。対話を通じて、医療者は患者の状態やニーズを正確に把握し、適切なケアを提供することができます。また、医療者同士の対話も重要であり、情報共有やチームワークの向上に寄与します。このように、対話は医療現場において多くの利点をもたらします。

まず、医療者に対話が必要な理由を考えてみましょう。対話を通じて、医療者は患者の症状や背景に対する理解を深めることができます。患者が抱える問題を正確に把握できれば、適切な治療計画を立てることが可能になります。例えば、患者が何を不安に思っているのか、どのような生活習慣を持っているのかを理解することは、治療の成功に大いに貢献します。

次に、メタ認知を高めるためにも対話は重要です。**対話を通じて自分の思考や感情を整理し、他者の視点を取り入れることで、自己認識が深まります**。医療者は、患者や同僚との対話を通じて、自分の認知の偏りに気づき、より効果的な判断を下すことが可能になります。これにより、医療者としてのスキルアップが図れます。

さらに、医療者は対話の機会が多いため、対話力が向上することは大きなメリットです。日常的に患者やチームメンバーとのコミュニケーションを行うことで、自然と対話スキルが磨かれます。対話力が高まれば、患者との信頼関係が築かれ、より良い医療サービスを提供できるようになります[9]。また、対話力の向上はストレスの軽減や職場の人間関係の改善にもつながります。しかし、対話が苦手な医療者もいます。そこで、対話力を上げるためのコツをいくつか紹介します。

まず第一に、**アクティブリスニングを実践することです**。相手の話をしっかりと聞き、理解する姿勢を示すことで、より良い対話が生まれます。具体的には、相手の言葉を繰り返したり、要約したりすることで、相手に理解していることを伝えます。

第二に、**オープンエンドの質問を使うことです**。相手に自由に答えさせる質問形式を用いることで、より多くの情報を引き出せます。例えば、「最近の体調はいかがですか?」といった質問は、患者が自分の状況を詳しく話すきっかけになります。

第三に、**フィードバックを受け入れる姿勢を持つことです**。他者からの意見や感想を素直に受け入れることで、自分の対話スキルを改善できます。特に、同僚や上司からのフィードバックは、実践的なアドバイスとなることが多く、自身の成長につながります。

このように、対話は医療者にとって非常に重要なスキルであり、メタ認知やスキルアップに寄与します。対話力を高めれば、医療者としての成長だけでなく、患者との信頼関係の構築にもつながります[14]。対話が苦手な医療者も、アクティブリスニングやオープンエンドの質問、フィードバックの活用により、対話力を向上させることが可能です。

9 自分に必要なセルフケアをセルフプロデュースする

医療者にとって、セルフケアは非常に重要です。日々の業務に追われる中で、自分自身の心身の健康を維持することは、患者への質の高いケアを提供するためにも不可欠です。しかし、セルフケアの方法は人それぞれ異なります。自分に合ったセルフケアを見つけることが、ストレス管理や心の安定につながります。ここでは、自分に必要なセルフケアの選定方法について紹介し、実践の際のポイントを解説します。

まず、自分に必要なセルフケアを選定するためには、自己評価が重要です。自分の感情や身体の状態を観察し、どのようなケアが求められているのかを理解することから始めましょう。例えば、最近疲れを感じている場合は、リラックスできる活動が必要かもしれません。また、ストレスを感じているときは、運動や趣味に時間を割くことが効果的です。このように、**自分の状態を把握することが、適切なセルフケアを選ぶ第一歩となります。**

次に、セルフケアの方法を選ぶ際は、なるべくお金がかからないことから始めることをお勧めします。初めて試みるセルフケアが高額なものであると、続けることが難しくなります。例えば、ウォーキングやストレッチなどは、特別な道具を必要とせず、いつでもどこでも行えるため、手軽に始められます。特に、ウォーキングは心身の健康に良い影響を与えることが多くの研究で示されています[15]。もし、実施してみて合わないと感じた場合は、思い切ってやめてしまっても良いのです。セルフケアは義務ではなく、自分を大切にするための手段です。無理に続けることは、逆にストレスを増加させる可能性があります。**自分に合った方法を見つけるためには、試行錯誤が必要です。**自分に合うセルフケアを見つけるまで、気軽にいろいろな方法を試してみましょう。

具体的な事例として、まず一つ目は「ウォーキング」です。ある医療者Dさんは、日々の業務で疲れを感じていました。そこで、近所をウォーキングすることから始めました。最初は短い距離からスタートし、徐々に距離を延ばしていきました。すると、歩くことが心地よく感じられるようになり、ストレス解消にもつながりました。Dさんは、ウォーキングが好きだと気づいた後、今度は週末にハイキングに挑戦するようになりました。自然の中で過ごすことで、さらに心のリフレッシュができるようになったのです。

二つ目の事例として、「ストレッチ」を挙げます。Eさんは、長時間の立ち仕事による疲労を感じていました。そこで、仕事の合間に簡単なストレッチを行うことにしました。

初めは数分間のストレッチから始め、徐々に時間を延ばしていきました。すると、身体が軽くなり、仕事の効率も向上しました。Eさんは、ストレッチが気に入ったため、マットやボールなどの道具を購入し、本格的に取り組むようになりました。

このように、セルフケアは自分のニーズに応じて柔軟に選ぶことが重要です。まずは手軽な方法から始め、もし気に入ったら道具を揃えて本格的に実施するのも良いでしょう。自分に合ったセルフケアを見つけることで、心身の健康を維持し、ストレスを軽減することが可能になります。

次章からは、具体的なセルフケアの方法について詳しく紹介していきます。これにより、医療者としてのセルフケアの重要性を再確認し、実践的な方法を学ぶことができるでしょう。自分に合ったセルフケアを見つけ、日々の生活に取り入れていくことが、健康的な職業生活を送るための鍵となります。

コラム❸ 作業療法士のセルフケア事例 - Fさんの挑戦

医療の現場では、専門職としての責任感が強い一方で、精神的な負担も大きいものです。今回は、双極性障害を患った作業療法士Fさんの事例を通じて、セルフケアの重要性を考えてみたいと思います。

Fさんは臨床歴2年の若手作業療法士です。学生時代、彼は合唱サークルに所属し、仲間たちと共に音楽を楽しむ日々を送っていました。しかし、学生時代に付き合っていた恋人との別れは、彼にとって大きなショックとなりました。この出来事が引き金となり、彼の心に影を落とすことになりました。

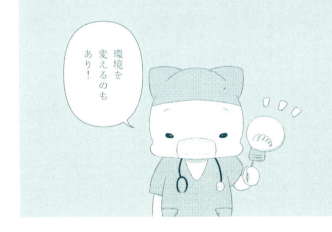

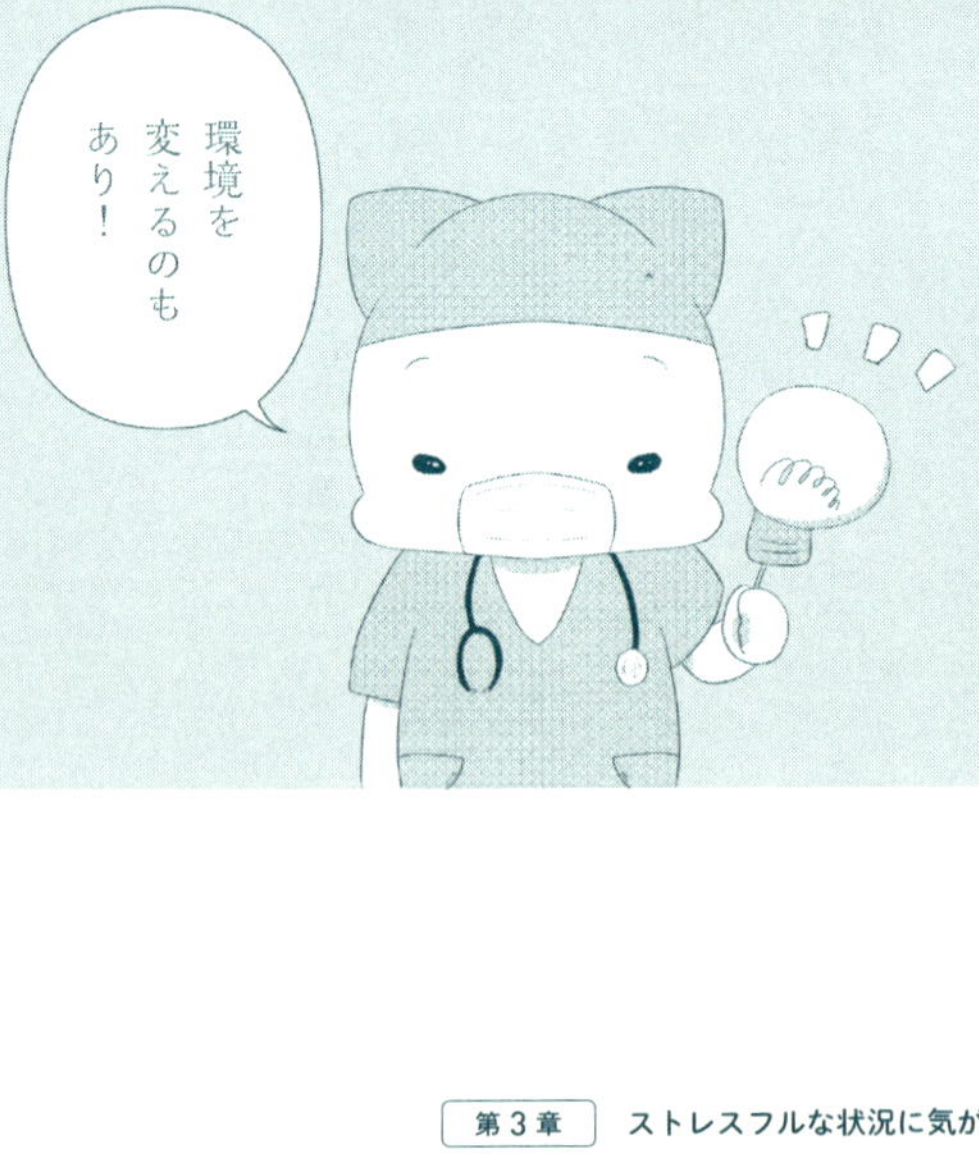

別れの痛みから立ち直れず、Fさんは次第に同僚に対して攻撃的な発言をするようになりました。ある日、怒りが込み上げて医事課の職員に対して暴言を吐いてしまい、その結果、院長から注意を受けることになりました。しかし、ただのイライラではないと院長は判断し、院長から精神科の受診を勧められ、Fさんは受診を決意しました。

精神科での診断結果は「双極性障害」でした。この診断は彼にとって衝撃的でしたが、同時に自らの状態を理解する手がかりにもなりました。気分安定薬を処方されると、徐々に精神的な安定を取り戻すことができました。しかし、職場復帰後は気まずく、新しい環境を求めて別の病院へ転職することを決めました。

新しい職場では、最初は不安もありましたが、徐々に環境に慣れていきました。Fさんは、再び合唱サークルに参加することを決めました。地元にある合唱サークルに入ることで、音楽を通じた新しいコミュニティが生まれ、仲間たちとの交流が彼の心を支える大きな要素となりました。合唱活動は、ストレス発散だけでなく、自己表現の場としても機能し、精神的な安定感をさらに強めました。

現在、Fさんは精神科の通院を継続していますが、大きな精神的な乱れはなく、充実した生活を送っています。新しい職場でも、同僚や患者との関係を大切にしながら、支援活動に励んでいます。彼は、自身の経験を通じて、精神的な健康を保つためには、環境の調整や新しいコミュニティへの参加が不可欠であることを実感しています。

Fさんの事例は、医療者が自身のメンタルヘルスを守るためにどのようにセルフケアを行っていくべきかを示しています。自分自身を理解し、必要な支援を求めること、そして新たな活動やコミュニティに参加することで、心の安定を図ることが重要です。私たちもFさんのように、セルフケアを意識しながら、より良い医療を提供していくことが求められています。

第4章

今日からできるセルフケア①：身体的ケア編

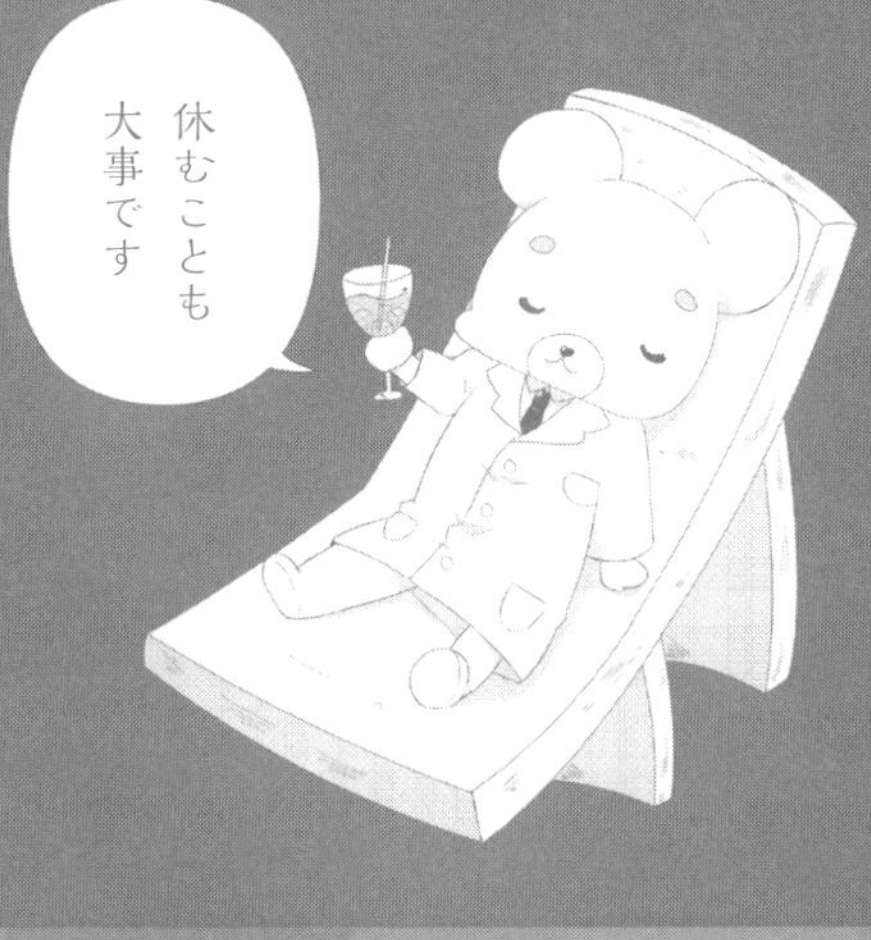

1 毎日の運動を心がける

医療者にとって、毎日の軽い運動は心身の健康を維持するために非常に重要です。特に、医療現場はストレスが多く、忙しい環境であるため、身体を動かすことが心の健康にも寄与します。運動は、身体の機能を向上させるだけでなく、ストレスを軽減する効果もあります。

まず、毎日の軽い運動が必要な理由について考えてみましょう。運動は、心肺機能を高め、筋力を強化し、柔軟性を向上させるなど、身体全体の健康に寄与します。また、運動をすることでエンドルフィンが分泌され、**気分が良くなることが知られています**。[1] これにより、ストレスや不安感が軽減されるのです。実際、定期的な運動によって、うつ症状や不安障害の改善が見られるという研究もあります。[2]

運動にはさまざまな形がありますが、必ずしもハードなトレーニングや長時間の運動をする必要はありません。軽い運動でも十分効果があります。しかし、運動が負担に感じたり、苦痛感を伴う場合は、無理に続ける必要はありません。**自分の身体の声を聞き、心地**

よく感じる範囲で行うことが大切です。運動はあくまで自分を大切にするための手段であり、義務感から行うものではありません。

日常生活の中で運動を取り入れる工夫も重要です。例えば、少し遠いスーパーに買い物に行く際には、徒歩を選ぶと良いでしょう。買い物のついでに運動をすることで、ストレスを軽減しつつ、日常の活動量を増やせます。また、休みの日には知らない街を散策するのもおすすめです。新しい場所を歩くことで、**視覚的な刺激が得られ、心のリフレッシュにもつながります。**

さらに、階段を使う、通勤時に一駅分歩く、あるいは家事をする際に意識的に動くことも、軽い運動として効果があります。これらの小さな工夫を積み重ねれば、運動習慣が自然と身に付いていくでしょう。

このように、毎日の軽い運動は、医療者にとって心身の健康を維持するために欠かせない要素です。**運動によるストレス軽減効果を実感し、自分に合った方法で無理なく取り入れていくことが重要です。**本章では、具体的な運動方法や日常生活に取り入れやすい運動のアイデアを紹介していきますので、ぜひ活用してください。

2 睡眠の質を高める

睡眠は、心身の健康を維持するために非常に重要な要素です。質の高い睡眠は、免疫機能の向上、ストレスの軽減、集中力や判断力の向上など、さまざまな健康効果をもたらします。実際、睡眠不足や質の低い睡眠は、うつ病や不安障害、心血管疾患のリスクを高めることが多くの研究で示されています[3]。医療者として、良好な睡眠の確保は、患者に対するケアの質を向上させるためにも欠かせません。

睡眠の質が低い人にはいくつかの特徴があります。一般的に、睡眠不足や質の低い睡眠を経験している人は、**入眠に時間がかかる、夜中に目が覚める、もしくは早朝に目が覚めてしまうことが多いです**。また、日中の疲労感や集中力の欠如、イライラ感なども見られます。特に医療者は、長時間の勤務や不規則なシフト、精神的なストレスから、睡眠の質が低下する傾向があります[4]。このような状況は、医療者自身の健康だけでなく、患者へのケアの質の低下にもつながるため、注意が必要です。

一方、良い睡眠がとれている人には、いくつかの共通点があります。まず、**入眠がスムー**

ズで、夜中に目が覚めることが少ないです。また、朝起きたときにすっきりとした気分を感じ、日中の活動に対してエネルギーを持っているのが特徴です。さらに、規則正しい生活リズムの維持、適度な運動も、良い睡眠に寄与しています。

　では、睡眠の質を高めるためには具体的にどのような方法があるのでしょうか。まず第一に、規則正しい生活リズムを心がけることが重要です。毎日同じ時間に寝て、同じ時間に起きることで、体内時計が整い、スムーズに入眠しやすくなります。また、寝る前の一時間はリラックスする時間を持ち、**スマートフォンやパソコンの画面を見ないようにすることも効果的です。**ブルーライトは、睡眠ホルモンであるメラトニンの分泌を妨げるため、注意が必要です[3]。

　次に、寝室の環境を整えることも大切です。適切な温度や湿度、静かな環境を保つことで、より快適な睡眠を得られます。また、快適な寝具の使用も、睡眠の質を向上させます。さらに、カフェインやアルコールの摂取を控えることも有効です。

　最後に、繰り返しになりますが、日中の運動を取り入れることもおすすめです。適度な運動は、ストレスの軽減や心身のリフレッシュにつながります。ただし、就寝直前の激しい運動は逆効果になることがあるため、注意が必要です。

3 バランスのとれた食事を摂る

バランスの取れた食事は、心身の健康を維持するために非常に重要です。栄養素が適切に摂取されれば、免疫機能が向上し、エネルギーが増加し、精神的な健康状態も改善されることが多くの研究で示されています。[5] 特に医療者は、日々のストレスや忙しい勤務環境の中で、適切な栄養の摂取が求められます。しかし、実際には多忙な生活が影響し、食生活が乱れがちです。

医療者においては、長時間の勤務や不規則なシフト、さらには患者との関わりによる精神的な負担が、食生活に悪影響を及ぼすことがあります。例えば、食事を抜いたり、ファーストフードやコンビニ食品に頼る傾向があります。**このような食生活は、栄養素の偏りを引き起こし、身体的な健康を損なうだけでなく、精神的な疲労感を増加させる可能性があります。**

食生活が乱れた人にはいくつかの特徴があります。まず、食事の回数が不規則であったり、間食が多くなったりする傾向があります。また、野菜や果物の摂取量が少なく、加工食品や高カロリーの食事が多くなることも一般的です。このような食生活は、肥満や糖尿病、心血管疾患のリスクを高める要因となります。さらに、栄養不足が続くと、集中力の低下やイライラ感が増すことも報告されています。これらの問題は、医療者自身の健康だけでなく、患者へのケアの質にも影響を与えるため、特に注意が必要です。

バランスのとれた食事を摂るには、**主食、主菜、副菜を組み合わせ、さまざまな食品を取り入れることが重要です。**具体的には、毎日の食事に野菜や果物を取り入れることをお勧めします。特に、色とりどりの野菜を選ぶことで、ビタミンやミネラルを効率よく摂取できます。また、良質なタンパク質源として、魚や豆類、鶏肉などを意識的に摂ることも大切です。さらに、食事の回数を増やし、一日の中でバランスのとれた食事を摂ることが望ましいです。朝食をしっかり摂れば、日中のエネルギーが増し、集中力も向上します。昼食や夕食も、できるだけ栄養バランスを考えたメニューを選ぶよう心がけましょう。特に、**医療者は忙しい日常の中で、食事をおろそかにしがちですが、意識的に食事の時間を確保することが、自身の健康を守るために不可欠です。**

4 水分をしっかり摂る

水分をしっかり摂ることは、健康を維持するために非常に重要です。体内の水分は、体温の調整、栄養素の運搬、老廃物の排出など、多くの生理的機能に関与しています。先行研究によれば、**適切な水分摂取は、集中力や作業効率の向上にも寄与することが示されています**。[5,6] 特に医療者は、忙しい勤務環境の中で水分摂取が不足しがちです。長時間の勤務や急な業務の合間に水分補給を忘れてしまうことが多く、結果として脱水症状を引き起こす可能性があります。

成人における一日の水分摂取量の目安は、一般的に約2.5リットル（約八杯）とされています。このうち、飲料水からの摂取が約1.5リットル、食事から得られる水分が約1リットルと考えられています。特に運動を好む方は、汗をかくことで水分が失われるため、通常よりも多めに水分を摂取することが必要です。運動中は、体重の約1％の水分が失われると、パフォーマンスに影響を及ぼす可能性があるため、運動前後や運動中に意識的に水分補給を行うことが推奨されます。[7] また、アルコールは水分摂取としては不適切です。アルコールは利尿作用があり、体内の水分を排出するため、実際の水分補給にはつながりません。したがって、**アルコール以外の飲み物、特に水やハーブティー、スポーツドリンクなどで水分を補うことが重要です**。これにより、体内の水分バランスを保ち、健康を維持できます。

日常生活の中で水分をしっかり摂るためには、いくつかの工夫が必要です。まず、**常に水分を持ち歩くことを習慣にしましょう**。仕事中や移動中に水を飲むことで、意識的に水分を補給できます。また、食事の際に水分を摂ることも大切です。消化を助ける効果も期待できます。さらに、喉の渇きを感じる前に水分を摂ることが重要です。喉の渇きは、すでに軽度の脱水状態にあることを示すサインですので、定期的な水分補給を心がけましょう。特に医療者は、忙しい業務の中で自分の健康を管理することが求められます。水分補給を怠ることなく、健康的な生活を維持するために、意識的に水分を摂取することが必要です。

5 ストレッチやヨガを行う

近年、ストレッチやヨガをセルフケアとして取り入れる人が増えています。この傾向は、健康意識の高まりとともに、身体と心の両方をケアする方法として注目されています。特に、ストレッチやヨガは、身体の柔軟性を向上させるだけでなく、ストレス管理にも効果的であることが多くの研究で示されています[8]。

医療者にとって、ストレッチやヨガは取り入れやすいセルフケアの一つです。医療現場では、長時間の立ち仕事や精神的な負担が大きいため、身体的な緊張や疲労を感じることが多いです。これらのセルフケア方法は、**短時間で実施できるため、忙しい医療者でも日常生活の中に取り入れやすいのが特徴です**。

ストレッチやヨガには、ストレス軽減効果があることが広く認識されています。研究によると、ヨガを行うことでコルチゾール（ストレスホルモン）のレベルが低下し、リラクゼーション反応が促進されることが示されています[9]。また、ストレッチも筋肉の緊張を和らげ、心身のリラックスに寄与することが報告されています。このような効果は、医療者がストレスを管理するための有効な手段となります。

では、具体的にどのようなストレッチを行えばよいのでしょうか。ここでは、短時間でできる簡単なストレッチの実践方法をいくつか紹介します。

1. 首のストレッチ：椅子に座ったまま、右手で頭を軽く押さえ、左側に傾けます。二〇秒間キープした後、反対側も同様に行います。これにより、首の筋肉がほぐれ、緊張が緩和されます。

2. 肩のストレッチ：立った状態で、右腕を左肩にかけ、左手で右肘を引き寄せます。二〇秒間キープし、反対側も行います。このストレッチは、肩周りの緊張を解消するのに役立ちます。

3. 背中のストレッチ：椅子に座り、両手を組んで前に伸ばします。背中を丸めるようにして、三〇秒間キープします。この動作は、背中の筋肉をリラックスさせ、姿勢を改善する効果があります。

4．足のストレッチ：立った状態で、片方の足を後ろに引き、かかとを床につけたまま、ふくらはぎを伸ばします。二〇秒間キープし、反対側も行います。これにより、足の疲れを軽減できます。

これらのストレッチは、どこでも簡単に行えるため、医療者の日常生活に取り入れることができます。特に**勤務の合間や休憩時間に行うことで、身体の緊張を和らげ、リフレッシュできます。**

ストレッチやヨガは、心身の健康を維持するための有効なセルフケア方法です。特に医療者は、ストレスの多い環境で働いているため、これらの技術を活用すれば、より良いパフォーマンスを発揮できるでしょう。日々の生活の中で、ぜひ積極的に取り入れてみてください。

6 散歩やウォーキングを楽しむ

散歩やウォーキングは、健康維持において非常に重要な活動です。近年の研究では、定期的なウォーキングが心血管系の健康を改善し、慢性疾患のリスクを低減することが示されています。[10] 特に、医療者は多忙な日常の中で心身の健康を維持するために、散歩やウォーキングを取り入れることが推奨されます。

具体的な消費カロリーについて考えてみましょう。一般的に、体重70kgの人が時速5kmで一時間ウォーキングを行うと、約280キロカロリーを消費します。このように、ウォーキングは手軽に行える運動であり、カロリー消費にも効果的です。日常生活に取り入れることで、無理なく運動量を増やすことができます。また、散歩やウォーキングにはストレス軽減効果もあります。研究によれば、自然の中でのウォーキングは、心の健康に良い影響を与えることが示されています。特に、自然環境での運動は、コルチゾール（ストレスホルモン）のレベルを低下させ、心のリフレッシュに寄与します。[11] 医療者は、ストレスの多い環境で働くことが多いため、散歩やウォーキングを通じて心身のバランスを整えることが重要です。**導入費用がほとんどかからずに始められることも、散歩やウォーキングの**

魅力の一つです。特別な設備や道具は必要なく、靴さえあれば手軽に始められるため、忙しい医療者でも取り入れやすい活動です。

さらに、散歩やウォーキングに慣れてきたら、登山や自然の中を歩くこともおすすめです。**自然の中での活動は、心身のリフレッシュに効果的であり、より高い運動効果を得ることができます**。山や公園などの自然環境でのウォーキングは、ストレスを軽減し、心の健康を促進するための素晴らしい方法です。

7 マッサージを受ける

マッサージは、心身の健康維持に非常に重要な手段です。先行研究では、マッサージがストレス軽減や筋肉の緊張を和らげる効果があることが示されています。例えば、マッサージ療法が慢性痛の軽減や不安症状の改善に寄与することが確認されています[12]。特に医療者は、長時間の勤務や精神的な負担が大きいため、マッサージを受けることが心身のリフレッシュに役立ちます。

マッサージはセルフケアとしても非常に重要です。医療者は日々の業務でストレスを感じやすく、身体的な疲労も蓄積しやすいです。そのため、定期的にマッサージを受けることで、身体の緊張をほぐし、リラクゼーションを促進することが推奨されます。また、マッサージは血行を促進し、筋肉の柔軟性を向上させる効果もあるため、身体の健康維持に寄与します。[12] しかし、忙しい医療者にとって、マッサージを受ける時間を確保するのは難しいこともあります。このような場合には、**セルフマッサージやマッサージグッズの購入をお勧めします**。セルフマッサージは、自分のペースで行えるため、時間がないときでも手軽に実践できます。例えば、肩や首の緊張をほぐすために、手のひらや指を使って軽くもみほぐすだけでも効果があります。さらに、マッサージローラーやテニスボールなどのマッサージグッズを使えば、より効果的に筋肉のコリをほぐすことができます。また、自宅で**アロマを焚きながらセルフマッサージを行うこともおすすめです**。アロマセラピーは、リラックス効果が高く、心地よい香りがストレスを軽減する助けになります。ラベンダーやオレンジなどのエッセンシャルオイルを使用することで、心身ともにリラックスした状態を作り出せます。アロマオイルを適量手に取り、軽くマッサージすることで、心地よい体験を得られるでしょう。

8 足湯や温浴を行う

足湯や温浴は、心身の健康を維持するために非常に重要なセルフケア方法です。近年の研究では、温浴が血行を改善し、身体の緊張を和らげる効果があることが示されています[13]。特に、医療者は長時間の勤務やストレスの多い環境で働くため、定期的に足湯や温浴を行うことで、心身のリフレッシュを図ることができます。

血行を向上させることは、健康維持において非常に重要です。血行が良くなると、酸素や栄養素が全身にスムーズに運ばれ、疲労回復や免疫力の向上に寄与します。足湯や温浴は、特に下肢の血行を促進するため、冷え性やむくみの改善にも効果的です[13]。**これにより、身体全体の調子が整い、日常生活の質が向上します。**また、足湯や温浴にはリラックス効果があります。温かいお湯に浸かることで、筋肉がほぐれ、心身ともにリラックスした状態を作り出せます。研究によれば、温浴はコルチゾール（ストレスホルモン）のレベルを低下させることが示されており、医療者が忙しい日常の中でセルフケアを行うために非常に有効な手段です。自宅で手軽に行える足湯は、短時間でも心を落ち着ける時間を提供してくれます。さらに、休暇が取れた際には、温泉での特別なセルフケアをお勧めします。

温泉は、天然のミネラルを含んだお湯が特徴で、リラクゼーション効果が高いだけでなく、肌や関節にも良い影響を与えます。普段、高い緊張の中で仕事をしている医療者には、旅行の際にはぜひ贅沢をして、自分自身を労わる時間を持ってほしいと思います。

特に、**休暇を利用して温泉に行くことで、より特別なセルフケアを実現し、自分自身を大切にする時間を持つことができるでしょう。**

9 美容・身だしなみを整える

美容や身だしなみに気を遣うことは、ストレス軽減に役立つ重要な要素です。先行研究では、自己イメージや外見に対する意識が、心理的な健康やストレスレベルに影響を与えることが示されています[14]。特に、医療者は他者の健康を支える立場にあるため、自分自身の見た目や身だしなみへの配慮が、心の健康にも寄与することが考えられます。

医療者は、仕事中に清潔感を意識することが多いですが、私生活ではその意識が薄れてしまうこともあります。職場での清潔さは、患者や同僚に対して信頼感を与える一方で、私生活では自分自身に対する意識が低くなる場合があります。このような状況では、身だしなみに気を遣うことが自己ケアの一環として重要です。**自分自身を大切にすることで、自己肯定感が高まり、結果的にストレスを減少させることが期待できます。**

美容や身だしなみには、自己意識を高めるだけでなく、周囲の人々との関係性にも良い影響を与えます。外見に気を配ることで、他者とのコミュニケーションがスムーズになり、ポジティブなフィードバックを得られるからです。これにより、自己評価が向上し、ストレスを軽減する効果が生まれます。

ただし、美容には費用がかかりがちなため、経済的な負担を考慮する必要があります。高額な美容施術や製品の利用が難しい場合でも、日常生活の中でできることはたくさんあります。例えば、スキンケアやヘアケアは、自宅で比較的手軽に行える方法です。また、シンプルなメイクや衣服の選び方を工夫することで、清潔感を保つことができます。これらは、収入に見合った範囲で実施できるセルフケアの一環です。

このように、美容や身だしなみに気を遣うことは、時に面倒と感じられても、ストレス軽減や自己ケアにおいて非常に重要です。医療者としての忙しい日常の中でも、**自分自身を大切にする時間を持つことで、心身の健康を維持することができるでしょう。**無理のない範囲で、日常的に美容や身だしなみに気を遣うことが、より良いセルフケアにつながると考えられます。

10 日光浴を楽しむ

日光浴は、心身の健康を維持するために非常に重要な活動です。近年の研究では、日光を浴びることでビタミンDの生成が促進され、骨の健康や免疫機能の向上に寄与することが示されています。[15] 特に、医療者は室内での勤務が多く、日光に触れる機会が限られがちです。そのため、**意識的に日光浴を楽しむことが、心身のリフレッシュにつながると考えられます。**

ただし、日焼けが気になる方には、日光浴が必ずしも適切な方法ではないことも理解しておく必要があります。特に肌が敏感な方や、日焼けによる影響を避けたい方には、日陰で日の光を楽しむことをお勧めします。木陰や日陰のある場所で過ごせば、直接的な紫外線を避けながら、心地よい日差しを感じることができます。

日光浴がセルフケアになる理由は多岐にわたります。まず、日光を浴びることでセロトニンという神経伝達物質が分泌され、気分が高揚し、ストレスが軽減されることが知られています。[16] これは、心の健康を維持するために非常に重要です。また、日光浴によって、**身体のリズムが整い、睡眠の質が向上することも期待できます。**良質な睡眠は、医療者にとって特に重要な要素であり、疲労回復によって日常の仕事のパフォーマンスにも寄与します。

さらに、日光浴のために外に出て自然の中で過ごす時間を持つことができ、リラックス効果が期待できます。医療者は、ストレスの多い環境に身を置きがちなため、外の空気を吸い、新鮮な環境で過ごすことは非常に有益です。自然の音や風、光を感じれば、心が落ち着き、リフレッシュができます。

コラム❹ 看護師のセルフケア事例 – Gさんの再生

医療現場で働く看護師は、日々多くの患者と向き合いながら、自己管理が求められます。しかし、時にはその負担が心の健康に影響を及ぼすこともあります。今回は、看護師Gさんの事例を通じて、セルフケアの重要性を考えてみたいと思います。

Gさんは、看護師として数年の経験を持つ若手の医療者です。彼女は、仕事に対するやる気がわかず、同僚と自分を比較しては「自分は頑張れない」と感じる日々が続いていました。その結果、彼女は不眠傾向に陥り、理由もなく涙を流すことが増えていきました。心の中で「心療内科を受診した方がいいのかな」と思う日もありましたが、勇気が湧かず、受診をためらっていました。

そんな中、Gさんはアロマやヨガ、リラクゼーションが自分に合っていると感じ始めました。これらの活動を取り入れることで、少しずつ睡眠が安定していくのを実感しました。彼女はこの生活を2年間継続し、その結果、精神的健康も向上したと感じるようになりました。心身ともにリフレッシュできる時間を持つことが、彼女にとって大きな支えとなっていたのです。

さらに、Gさんはアーユルヴェーダに興味を持つようになりました。アーユルヴェーダは、インドの伝統医学であり、心と体の調和を重視する療法です。スリランカで醸成されたと言われています。彼女は独学でアーユルヴェーダについて学び、実際に体験してみたいと考えるようになりました。ちょうど転職のタイミングもあり、Gさんは思い切ってスリランカに渡り、二週間の本格的なアーユルヴェーダの施術と講習を受けることに決めました。

旅費や宿泊費を含めると比較的高額ではありましたが、Gさんはこの経験が自分の成長につながると信じていました。スリランカでは、アーユルヴェーダの専門家による施術を受け、心身のリセットを図ることができました。また、そのメカニズムについても学ぶことができ、健康的な生活とセルフケアを強く意識するようになりました。

帰国後、Gさんはアーユルヴェーダで得た知識を日常生活に取り入れ、より充実したセルフケアを実践しています。彼女は、精神的健康を保ちながら支援にあたることができるようになり、患者への接し方にも良い影響が出ていると実感しています。

Gさんの事例は、医療者が自身のメンタルヘルスを守るためにどのようにセルフケアを行っていくべきかを示しています。自分に合ったリラクゼーション法を見つけ、必要なサポートを求めることが、心の健康を維持するためには不可欠です。私たちもGさんのように、自分自身を大切にし、より良い医療を提供するためにセルフケアを意識していくことが求められています。

第5章

今日からできるセルフケア②：メンタルヘルス・感情編

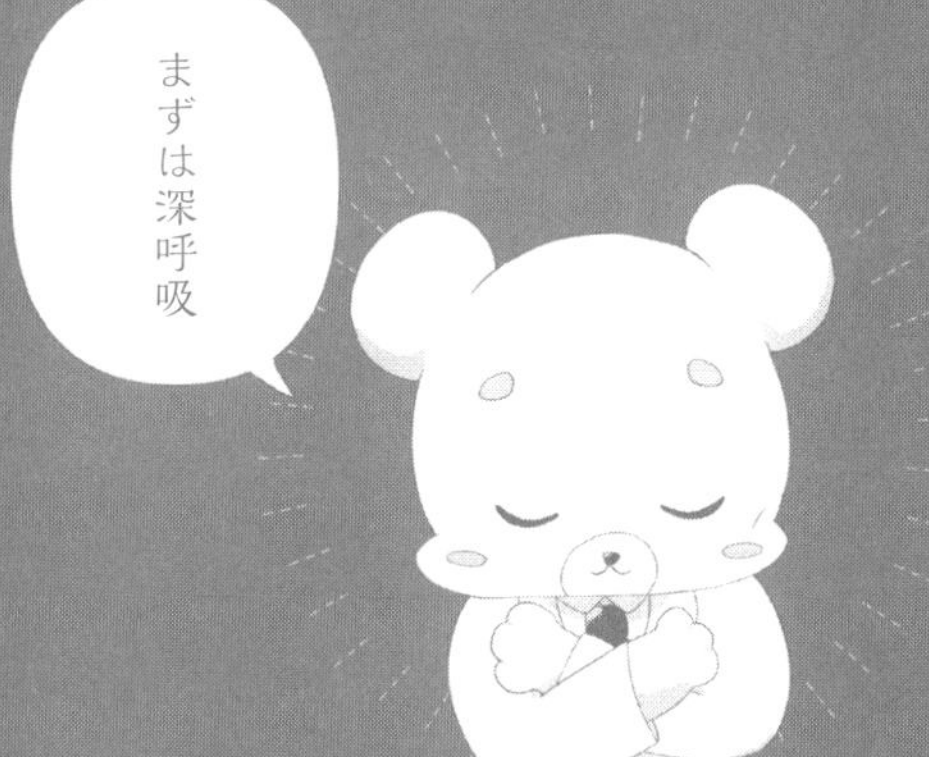

1 瞑想や深呼吸を行う

瞑想や深呼吸は、心の健康を維持するための非常に重要な手段です。近年の研究では、瞑想がストレスの軽減や感情の安定に寄与することが示されています。[1] 特に、医療者は高いストレス環境で働くことが多いため、これらの技法をセルフケアとして取り入れることが非常に有効です。

深呼吸を行うことで、交感神経系の活動が抑制され、副交感神経系が優位になります。この生理的変化により、心拍数が低下し、リラックスした状態を促進します。[2] さらに、瞑想も同様に、心を静めることでコルチゾール（ストレスホルモン）のレベルを低下させることが確認されています。こうした効果は、心身の健康を支える強力なツールとしての瞑想や深呼吸の重要性を物語っています。

具体的な瞑想方法としては、まず静かな場所に座り、目を閉じます。次に、呼吸に意識を向け、息を吸うときには「吸っている」と心の中で繰り返し、息を吐くときには「吐いている」と意識します。**このプロセスを五分から一〇分程度続けることで、心が落ち着き、**

リラックスした状態を得ることができます。また、マインドフルネス瞑想も効果的です。これは、現在の瞬間に意識を集中させることで、心の雑音を減らし、内面的な平和を促進します。

瞑想や深呼吸を日常的に実施する習慣をつけることは非常におすすめです。毎日数分間の瞑想によって、ストレス管理や感情の安定が図れるだけでなく、集中力や創造性の向上にも寄与します。[3] 特に、医療者としての忙しい日常の中でも、短時間の瞑想や深呼吸を取り入れれば、心のリフレッシュが可能になります。

また、瞑想や深呼吸は、単なるリラクゼーションの手段にとどまらず、**自己理解を深めるための重要な方法でもあります。**定期的にこれらの技法を実践すると、自分の感情や思考パターンに気づきやすく、ストレスの原因を特定しやすくなります。この自己認識は、医療者としての職業的な成長にもつながります。

さらに、瞑想や深呼吸の効果を最大限に引き出すためには、環境の整備も大切です。静かで落ち着いた場所を選び、可能であればリラックスできる香りや音楽を取り入れることで、より深いリラクゼーションを得ることができます。特に、自然の音や穏やかな音楽は、心を落ち着かせる効果があります。

瞑想や深呼吸を行う際には、結果を急がず、プロセスを楽しむことが重要です。初めての方は、最初はうまくいかないこともありますが、継続することで徐々に効果を実感できるようになります。心の健康を維持するためのこのシンプルで効果的な方法を、ぜひ日常生活に取り入れてみてください。心の平穏を保つための小さなステップが、あなたの生活全体に大きな影響を与えることでしょう。

最後に、瞑想や深呼吸は、ストレスの多い環境で働く医療者にとって特に重要です。忙しい日常の中で、ほんの数分の時間を使って心を整えることで、仕事のパフォーマンス向上や人間関係の改善にもつながります。心の健康を守るために、ぜひこれらの技法を取り入れ、日々の生活に活かしていきましょう。

2 自分の感情や心の声に耳を傾ける

自分の感情や心の声に耳を傾けることは、メンタルヘルスを維持するために非常に重要です。このプロセスは、特に瞑想の時間を利用して実施することをおすすめします。瞑想中には、静かな環境で自分の内面に集中できるため、感情や心の声に気づきやすくなります。忙しい日常生活の中では、私たちは多くのタスクや責任に追われ、自分の感情を後回しにしがちです。

感情を認識することで、ストレスや不安の原因を特定し、適切な対処が可能になります。自分の感情を理解することで、状況に応じた行動を選択しやすくなり、より効果的なストレス管理が実現します。このような自己認識は、他者とのコミュニケーションにも良い影響を与え、より良い人間関係を構築できます。[4] 感情を言語化し、他者に伝えることで、相手との相互理解が深まるとともに、自分自身の感情に対する理解も深まります。

この作業を実施することで、メタ認知が働き、自分の心身の不調に気づくことが可能になります。メタ認知とは、前述（第3章）のとおり自分の思考や感情を客観的に観察する能力のことです。この能力が高まれば、感情の変化に敏感になり、必要なときに適切な対処ができるようになります。例えば、**ストレスを感じているときにその感情を無視せず、なぜそう感じているのかを考えることで、問題解決に向けた具体的な行動を起こせます。**

つらい気持ちが生じたときには、涙を流すことも大切です。感情を表現することは、自己肯定感を高めるためにも重要です。感情を抑え込むのではなく、素直に感じることが心の健康に寄与します。感情を表現することは、心の中にあるものを解放し、心の整理を助ける役割も果たします。特に、悲しみや怒りといったネガティブな感情を感じることは、自己理解を深めるための重要なステップです。

さらに、カタルシス効果についても触れておきましょう。この効果は、心理学的にも支持されており、感情の解放が心の健康を促進することが確認されています。[5] カタルシスとは、感情的な緊張を解消することで心の平穏を得るプロセスを指します。例えば、映画や音楽、アートなどを通じて感情を解放することが、カタルシス効果をもたらします。このような表現活動は、感情の浄化や心の整理に役立ちます。

瞑想を通じて自分の感情に耳を傾けることは、特にストレスが多い環境で働く人々にとって重要です。医療者や教育者など、他者を支える立場にある人々は、自分自身の感情を無視しがちですが、**自己の感情を理解し、表現することは、より良い支援を提供するための基盤となります。**自分の感情を大切にすれば、他者への共感力も高まり、より健康的な人間関係を築くことができます。

3 心の健康を保つために他者と交流する

心の健康を保つためには、他者との交流が非常に重要です。定期的に他者とコミュニケーションをとることは、精神的健康を支える大きな要素となります。他者とのつながりは、孤独感を軽減し、ストレスを和らげる効果があります。[6] 特に、**信頼できる他者に対して弱音を吐くことは、セルフケアの一環として非常に重要です。**心の内を明かすことで、感情を整理し、心の負担を軽減できます。

他者との定期的なコミュニケーションは、心の健康を保つための強力なサポートとなりえます。日常の忙しさに追われる中で、他者と過ごす時間を意識的に作るのもいいでしょう。例えば、週に一度のランチやカフェでのひとときを設けることで、リラックスした環境でお互いの近況を語り合うことができます。このような交流は、心の安定をもたらし、ストレスを軽減するだけでなく、喜びや楽しみを共有する機会ともなります。

また、**一人ではないと実感できることも非常に重要です**。他者との交流を通じて、自分が孤立していないことを実感できると、心の安定感が増します。社会的なつながりは、心理的なサポートを提供し、ストレスを軽減させる効果があります(7)。他者との会話や活動を通じて、共感や理解を得られるため、心の負担が軽くなるのです。

さらに、他者との交流は、自己理解を深める機会にもなります。他者からのフィードバックや視点を受け入れることで、自分自身の感情や考え方を見つめ直せます。これにより、自己成長や自己改善のきっかけが生まれることもあります。他者との会話は、時に自分の思考の偏りや盲点に気づかせてくれるため、非常に価値があります。

他者との関係は、ただの楽しみや娯楽にとどまらず、心の健康を維持するための重要な要素です。研究によれば、良好な対人関係は、コルチゾール（ストレスホルモン）のレベルを下げ、全体的な幸福感を高めることが示されています。信頼できる他者との関係を築くことで、心の健康を促進することができるのです。

また、他者との交流は、趣味や活動を共有することでさらに深まります。共通の趣味を持つ他者と一緒に過ごす時間は、ストレスを解消し、心のリフレッシュにつながります。例えば、スポーツやアート、料理などのアクティビティを通じて、楽しみながら心の健康を維持することができます。このように、他者との関係を通じて、心の健康をサポートする方法は多岐にわたります。

さらに、他者との交流は、困難な状況に直面したときの支えにもなります。人生にはさまざまな困難が訪れますが、信頼できる他者がいることが、心の支えとなります。悩みや不安を共有すれば、心が軽くなり、前向きな気持ちを取り戻すことができるのです。他者との絆は、困難な時期を乗り越えるための大きな力となります。

4 読書や知識を増やす活動をする

医療者は、読書や知識を増やす活動に非常に向いている職業であると考えられます。医療の現場では、常に新しい情報や技術が登場し、患者に提供する医療サービスの質を向上させるには、継続的な学びが不可欠です。具体的な読書や知識を増やす活動としては、専門書や医学関連の論文を読むことが挙げられます。これにより、医療者は最新の研究成果や治療法について理解を深め、患者との対話やチーム内のコミュニケーション能力を向上させることができます。

定期的な読書の時間は、知識を獲得するだけでなく、精神的健康にも良い効果をもたらします。研究によると、読書はストレスを軽減し、リラックス効果をもたらすことが示されています。特に、忙しい医療現場で働く医療者にとって、読書は心の安定を保つための有効な手段となります。**読書を通じて、日常のストレスから一時的に離れ、心をリフレッシュできるのです。**また、読書は自己成長の機会にもなります。新しい知識や視点を得れば、医療者自身の考え方や価値観を広げることができます。これは、患者とのコミュニケーションにおいても重要です。多様な情報を持つことで、患者の状況に応じた適切なアプローチを考える力が養われます。医療者が幅広い知識を持つことは、患者の理解を深め、より効果的な治療を行うための鍵となります。

さらに、医療者同士の知識の共有も、読書を通じて促進されます。読んだ内容を同僚と共有することで、チーム全体の知識が向上し、より質の高い医療サービスを提供できるようになります。定期的な勉強会やディスカッションによって、医療者同士の絆も深まり、職場の雰囲気も良好になります。このような知識の共有は、医療現場における協力体制を強化し、患者へのより良い環境の提供につながります。

また、**読書を通じて得た知識は、医療者自身のキャリア形成にも寄与します**。専門性を高めることで、より多くの選択肢が生まれ、キャリアの幅が広がります。医療の分野は常に進化しており、新しい技術や治療法が次々と登場しています。そのため、自己啓発を怠らず、常に最新の情報を取り入れる姿勢が求められます。読書は、そのための非常に効果的な手段であり、医療者が自己成長を遂げるための重要な活動となります。

さらに、読書は創造力を育む要素ともなります。新しいアイデアや異なる視点を持つことで、問題解決能力が向上し、患者に対するアプローチも多様化します。医療現場では、予期しない事態が発生することも少なくありませんが、豊富な知識と柔軟な思考があれば、迅速かつ適切な対応が可能になります。

5 芸術や文化に触れる

芸術や文化に触れる機会は、セルフケアにつながる重要な要素です。多くの研究が示すように、**芸術鑑賞は心の安定をもたらし、ストレスを軽減する効果があります。**[8]特に、医療者は職務特性上、常に患者の治療にフォーカスしなければならないため、精神的な負担が大きくなりがちです。このような状況において、芸術や文化に触れる時間は、意識的に仕事から距離を置く良い機会となります。

芸術鑑賞は、視覚や聴覚を通じて心に刺激を与え、感情を豊かにする手段です。美術館やコンサートホールでの体験は、日常の喧騒から解放され、心をリフレッシュさせる効果があります。特に、自然や人々の表現を通じて、自己の感情を見つめ直すことができるため、心の健康を維持するための貴重な時間となります。さらに、芸術作品に触れると、感受性が高まり、他者の視点を理解する能力も向上します。これは、医療者として患者とより良いコミュニケーションを築くためにも役立つでしょう。

また、芸術療法は心の健康を促進する手段として注目されています。絵を描いたり、音楽を演奏したりすることを通じて、感情を表現し、心の安定を図る方法です。[9] 芸術療法は、特にストレスや不安を抱える人々にとって有効な手段とされており、**心の内面を外に出すことで癒しを得られます**。医療者自身も、芸術療法を取り入れることで、日々のストレスを軽減し、自己理解を深めることができるでしょう。

さらに、芸術や文化に触れることで、創造力や柔軟な思考が育まれます。新しいアイデアや視点は、医療現場においても重要です。患者の多様なニーズに応えるためには、従来の枠にとらわれない柔軟な発想が求められます。芸術に触れれば、こうした創造力を刺激し、問題解決能力を高めることができます。これは、医療者が直面する複雑な状況に対処するために欠かせないスキルです。

また、芸術や文化は、社会的なつながりを深める手段ともなります。友人や家族と共に芸術鑑賞を楽しむことで、共有体験が生まれ、絆が強まります。このような交流は、心の健康を支える重要な要素です。特に、医療者は職務上のストレスを抱えやすいため、社会的なサポートが重要です。芸術を通じて得た共通の話題や感動を共有することで、心の安定感が増し、ストレスの軽減につながります。

さらに、芸術や文化は、自己表現の機会でもあります。自分自身を表現することは、感情を整理し、自己理解を深めるための重要なプロセスです。例えば、絵を描くことで内面的な感情を視覚化し、音楽を演奏することで自分の気持ちを音にのせて表現することができます。これにより、自己肯定感が高まり、心の健康が促進されます。

医療者としての職務においては、常に患者や同僚との関わりが求められますが、自分自身の心の健康を保つためには、自己ケアの時間を意識的に設けることが大切です。**芸術や文化に触れることで、心のリフレッシュが図れ、より良い医療サービスを提供するためのエネルギーを得られます。**

6 新しいことに挑戦する

医療者は、シフト勤務やオンコール体制の影響で、時間的余裕がなく、新しいことを始めることが難しいと感じる場合があります。忙しい日々の中で、自己成長のための時間の確保は容易ではありません。しかし、新しいことへの挑戦は、精神的な健康を促進し、ストレスを軽減するために非常に重要です。新しいことへのチャレンジには、多くのメリットがあります。

まず、**新しいスキルや知識の習得によって、自己効力感が高まり、自信を持つことができます**。自己効力感が向上すると、仕事や私生活に対するモチベーションが増し、ポジティブな感情が生まれやすくなります。また、研究によれば、新しい体験は脳内の神経伝達物質を活性化し、幸福感を高めるとの効果が示されています[10]。このように、新しいことへの挑戦は、心の健康をサポートする重要な要素となります。

新しいことに挑戦するためには、明確な目標設定が不可欠です。具体的な目標を持つことで、達成感を得やすくなり、継続的な努力が促されます。しかし、その目標は高すぎてはいけません。高すぎる目標は、達成できなかった場合の挫折感を招き、逆にモチベーションを低下させる原因となります。したがって、**現実的かつ達成可能な目標の設定が大切です**。

具体的な目標設定の例として、英語に関心があるが自信がない方は、TOEICで六〇〇点を目指すことを考えてみてください。この目標は明確であり、達成可能です。日々の学習を通じて少しずつスキルを向上させられるため、達成感を得やすくなります。また、筋トレを始める場合は、週に二回程度のトレーニングを目指したり、自宅でできる簡単なエクササイズからスタートするのも良いでしょう。さらに、読書に関しては、月に一冊読むという具体的な目標を設定すれば、日常生活の中での充実感を得ることができます。

このように、**忙しい日常の中でも、少しずつ新しいことに挑戦することで、心の余裕を持ち、ストレスを軽減できます**。自分のペースで新しいことを始め、自己成長を促進することが、メンタルヘルスの向上につながるでしょう。

さらに、新しい挑戦は、医療者としての専門性を高めることにも寄与します。新しい知識やスキルを習得することで、患者に対する理解が深まり、より良い医療サービスを提供できるようになります。例えば、最新の医療技術や治療法について学ぶことは、患者とのコミュニケーションや治療方針の決定においても大きなプラスとなります。

また、新しい趣味や活動を通じて、同僚や友人とのつながりを強化することも可能です。共通の興味を持つ人々と交流することで、社会的なサポートを得る機会ができ、ストレスの軽減につながります。**これにより、医療者としての孤立感を和らげ、心の健康を維持す**

る助けとなります。

加えて、新しいことに挑戦する際には、失敗を恐れずに取り組む姿勢が重要です。失敗は学びの一部であり、それを受け入れることで自己成長が促進されます。**新しいことに挑戦する過程で得た経験や教訓は、今後の人生やキャリアにおいても貴重な資産となります。**

最後に、新しいことへの挑戦によって、医療者自身の心の健康だけでなく、患者に対しても良い影響を与えられます。医療者が自分自身を大切にし、心の余裕が生まれれば、患者に対してもより温かく、思いやりのある対応ができるようになります。

7 自己肯定感を高めるための努力をする

多くの医療者は、仕事において100％満足が得られるような環境にない現実にあります。医療現場では、患者の命を預かる責任があり、そのプレッシャーは非常に大きいです。また、シフト勤務やオンコール体制などの特性から、時間的余裕がない中での業務遂行が求められます。このような環境では、医療者が自分の仕事に対して満足感を持つことは難しく、日々のストレスが蓄積していく一因となります。さらに、医療者は叱責や患者からの暴言にさらされることが多く、その結果、自尊心は常に傷ついている状況にあると言えます。特に、患者からの厳しい言葉や不満は、医療者の自己評価に直接的な影響を与えます。このような環境では、自己肯定感が低下しやすく、精神的な健康にも悪影響を及ぼす恐れがあります。自己肯定感が低いと、仕事への意欲が減少し、さらなるストレスを生む悪循環に陥ることもあります[11]。そのため、自己肯定感を高めるためには、意識的な活動が必要です。自己肯定感を向上させるための方法はいくつかありますが、まず重要なのは、自分自身を受け入れる姿勢です。**自分の強みや弱みを理解し、完璧でない自分を受け入れることが、自己肯定感を高める第一歩となります。**また、ポジティブな自己対話を意識することも効果的です。日常生活の中で、自分に対して優しい言葉をかけると、自信を持つことができます。

具体的な方法としては、以下のいくつかを挙げることができます。

1．目標設定と達成：小さな目標を設定し、達成することで自己肯定感を高め

られます。例えば、毎日の業務の中で、特定のタスクの完了を目指すことです。達成感を感じると、自己評価が向上します。

2. 感謝の気持ちを持つ：毎日、自分が感謝していることを三つ書き出す習慣を持つことで、ポジティブな視点を養うことができます。この方法は、幸福感を高めるだけでなく、自己肯定感の向上にも寄与します[12]。

3. 自己成長を意識する：新しいスキルや知識を習得することで、自分自身の成長を実感できます。例えば、興味のある分野の勉強を始めたり、趣味を持つことも良い方法です。

4. サポートを求める：同僚や友人とのコミュニケーションを大切にし、サポートを求める姿勢も重要です。自分の感情や悩みを話すことで、共感を得られ、自己肯定感が向上することがあります。

自己肯定感を高める努力は、医療者にとって非常に重要です。自分自身を大切にし、自己評価を向上させることで、より良い医療を提供できるようになります。**自己肯定感の向上は、医療者自身のメンタルヘルスにも良い影響を与え、結果的に患者へのケアにもプラスの効果をもたらすでしょう。**

8 自分の成功や成長を振り返る

自分の成功や成長の振り返りは、自己肯定感を高めるために非常に重要です。医療者は、日々の業務に追われる中で、自分の成長や成功を見失いがちですが、これらを意識的に振り返ることで、**自分自身の価値を再確認できます。**自己肯定感が高まると、ストレスへの耐性も強化され、より良いパフォーマンスを発揮できます[13]。成功体験は、大きな成果である必要はありません。小さな成功でも十分です。例えば、ある患者とのコミュニケーションがうまくいったことや、業務の中で新しいスキルを身につけたことなど、日常の中に潜む成功体験を見つける姿勢が大切です。小さな成功を積み重ねることで、自己肯定感が育まれ、さらなる成長へとつながります。自分の成功や成長を振り返るための具体的な方法として、以下のいくつかを提案します。

1. 日記をつける：毎日の終わりに、その日に達成したことや成功したことを三つ書き出す習慣を持つと良いでしょう。このプロセスは、自分の成長を可視化し、ポジティブな感情を引き出す助けになります。

2. 定期的な振り返りの時間を設ける：週に一度、または月に一度、自分の成長を振り返る時間を設けることも効果的です。この時間に、自分がどのように成長したか、どのような成功を収めたかを考えることで、自己評価を向上できます。

3. フィードバックを受ける：同僚や上司からのフィードバックを受け入れることも重要です。他者からの視点を通じて、自分の成功や成長を再認識できます。特に、ポジティブなフィードバックを意識的に受け取ると、自己肯定感が高まります。

4. 成功の記録を作る：自分の成功体験を記録した「成功ノート」を作成する

のも良い方法です。これには、達成した目標や成功したプロジェクト、感謝されたエピソードなどをまとめておきます。困難な時期には、このノートを見返すことで、モチベーションを高められます。

医療者にとっての成功体験は、後に良いケアにもつながる可能性があります。自己肯定感が高まれば、患者とのコミュニケーションが円滑になり、より質の高い医療を提供できるようになります。自己反省を通じて自分の成長を認識することは、医療者自身のメンタルヘルスにも寄与し、結果的に患者に対するケアの質の向上が期待されます。[14] このように、**自分の成功や成長を振り返ることは、医療者にとって非常に重要なセルフケアの一環です。**日常の中で小さな成功を見つけ、それを意識的に振り返ることで、自己肯定感を高め、より良い医療を提供できるようになるでしょう。

9 自分の感謝の気持ちを表現する

感謝の気持ちの表現は、私たちの精神的健康にとって非常に重要な行動です。感謝を表現することで、自分自身の幸福感が増すだけでなく、周囲の人との関係も良好になります。研究によれば、**感謝の感情はポジティブな心理状態を促進し、ストレスや不安を軽減する効果があります**。感謝の気持ちを持つことと、それを表現することは、周囲の人との人間関係を深める要因となります。感謝を伝えると、相手に対する信頼感や親密感が増し、コミュニケーションが円滑になります。また、感謝を受けた側も、自己評価が高まるため、相互に良好な関係を構築できます。このようなポジティブな人間関係は、職場のストレスを軽減し、チームワークの向上にも寄与します[15]。さらに、感謝の気持ちを表現することは、自分の精神的健康にとっても大きなメリットがあります。感謝を実践すると、ポジティブな感情が増し、ネガティブな感情が軽減されることが示されています。感謝を日常的に表現する習慣を持つことで、幸福感が高まり、全体的な生活の質が向上します[16]。

では、具体的に自分の感謝の気持ちを表現する方法をいくつか紹介します。

1. 感謝の手紙を書く：感謝の気持ちを伝えたい相手に手紙を書くことは、非常に効果的な方法です。書くことで、自分の気持ちを整理し、相手に対する感謝の意をしっかりと伝えることができます。特に、医療現場では患者

や同僚に対して感謝の手紙を書くことで、良好な関係が築けます。

2. 口頭で感謝を伝える：日常の中で、相手に直接感謝の言葉をかけることも大切です。例えば、同僚が手伝ってくれたときや、患者さんが理解を示してくれたときなど、小さなことでも感謝を伝えると、相手との関係が深まります。

3. 感謝のノートをつける：日々の中で感謝したい出来事や人を記録する「感謝ノート」を作成するのも良い方法です。毎日、感謝したことを三つ書き出すことで、ポジティブな感情が育まれ、自分自身の幸福感が高まります。

4. 感謝の行動を実践する：感謝の気持ちを行動で示すのも大切です。例えば、誰かに手助けをしたり、サポートを提供することで、感謝の気持ちを形にできます。これにより、相手も感謝を感じ、ポジティブな循環が生まれます。

感謝の気持ちを表現することは、医療者にとってとても重要です。患者や同僚との関係を深めることで、より良い医療を提供でき、自身の精神的健康も向上します。日常生活の中で感謝を意識し、積極的に表現すれば、より豊かな人間関係を築き、ストレスの少ない環境を作ることができるでしょう。

コラム❺ 診療放射線技師のセルフケア事例－Hさんの仲間との交流

医療現場で働く診療放射線技師は、患者の診断に不可欠な役割を果たしていますが、周囲との交流が少ない環境では心身の健康が脅かされることもあります。Hさんは、そんな環境で働いている一人の技師です。彼の職場には同僚の技師がいないため、日々の業務は孤独感を伴うものでした。患者との交流も限られており、人と話をする機会がほとんどない状態でした。

Hさんは、職場の環境に対する不満から転職を考えることもありましたが、診療放射線技師の求人は他の職種と比較すると多くなく、転職の選択肢も自分にはないと思い込んでいました。夜勤のない安定した勤務ではあったものの、生活リズムにメリハリを感じられず、次第にストレスを抱えるようになっていきました。

ある日、Hさんは勤務中に原因不明の腹痛に悩まされるようになりました。他に技師がいないため、彼がトイレに行くと業務が止まってしまうことを恐れ、痛みに耐えながら仕事を続ける日々が続きました。内科を受診しましたが、検査結果から疑わしい身体疾患はすべて否定され、医師からはストレスと緊張によるものであると指摘されました。漢方薬の処方とともに、孤独の解消のためのセルフケアを勧められました。

Hさんは、大学時代にワンダーフォーゲル部に所属していた経験を思い出し、低山登山を始めることにしました。一人での登山は、最初は孤独でしたが、次第に顔見知りもできるようになり、地元の登山サークルに参加することにしました。サークルでは、比較的上の年代の方々との交流が多く、彼らは非常に丁寧に接してくれました。

この新たな交流の中で、Hさんは自分の仕事を肯定的に捉えてくれている人が多いことに気づきました。ポジティブなフィードバックを受けることで、彼の仕事に対するモチベーションは次第に上がっていきました。また、驚くことに、気がつけば腹痛も改善していたのです。

登山を通じて得た仲間との交流や自然の中でのリフレッシュは、Hさんにとっての大切なセルフケアとなりました。定期的な運動と新しい人間関係の構築は、彼の心身の健康を取り戻す手助けとなりました。さらに、登山を通じて感じた達成感は、仕事への意欲を高める要因ともなり、日々の業務に対する姿勢が変わっていきました。

Hさんの事例は、医療者が孤独感やストレスに対処するためにどのようにセルフケアを行っていくべきかを示しています。職場環境が厳しい中でも、自分自身の健康を守り、趣味や仲間との交流を通じて心のバランスを保つことが、結果的に患者への支援にもつながるのです。私たちもHさんのように、自分自身を大切にしながら、より良い医療を提供するためにセルフケアを意識していくことが求められています。

コラム❻ 心理師のセルフケア事例ーIさんのアート

医療現場において、心理師は患者の心の健康を支える重要な役割を果たしています。しかし、特に精神科で働く心理師は、他の医療職との交流が少ないため、孤立感を抱えることが多いのが現実です。Iさんは、そんな環境で働く一人の心理師です。彼女の主な業務はカウンセリングと心理検査でしたが、職場に馴染めていないという感覚が彼女を苦しめていました。

Iさんは、日々の業務をこなしながらも、孤立感を抱えていました。自分の心理的な苦痛を認めることは難しく、相談できる相手もいない状態が続きました。そんなある日、大学時代の同級生がインスタグラムでボタニカルアートの作品を投稿しているのを見かけました。友人はこのアートを通じて癒しを得ていると語っており、その姿にIさんは興味を持ちました。

もともと美術に関心があったIさんは、友人に連絡を取り、ボタニカルアートについて教えてもらうことにしました。彼女は自分でも作品を作り始め、次第にその制作が心の癒しとなっていきました。ボタニカルアートを始めてから約2年が経ち、Iさんは自分の作品をカウンセリングルームの入り口に飾ることにしました。

その結果、思わぬ反響がありました。作業療法士から「関心があるので教えてほしい」と声をかけられ、さらにカウンセリングルームに来ない患者からも興味を持たれることが増えました。これにより、Iさんは職員や患者との交流が増え、当初感じていた「馴染めていない」という疎外感を打破することができました。

この新たな交流は、Iさんにとって大きな転機となりました。先輩の心理師からも「笑顔が増えた」とフィードバックを受け、自分

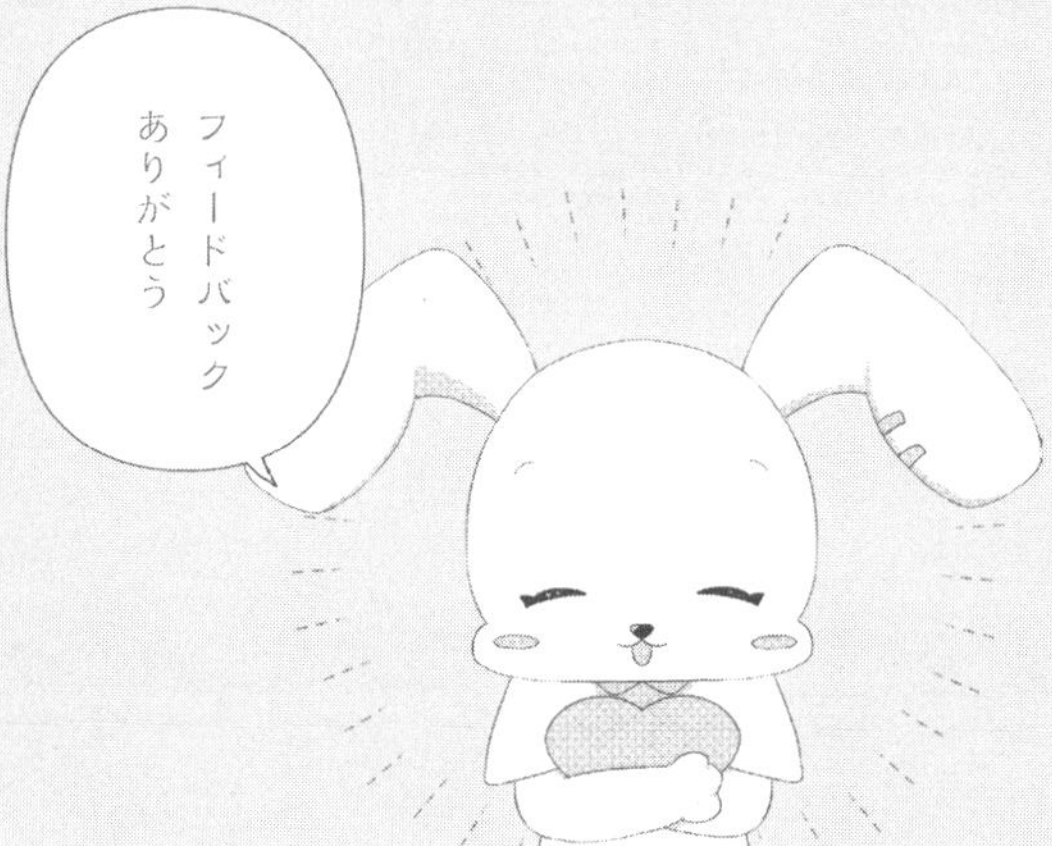

自身の成長を実感することができました。ボタニカルアートを通じて得た人とのつながりは、彼女の心の健康に寄与し、仕事に対する前向きな姿勢を取り戻す助けとなりました。

Iさんの経験は、医療者が孤立感やストレスに対処するためにセルフケアを行う重要性を示しています。心理師として患者の心を支える一方で、自分自身の心のケアを忘れずに行うことが必要です。ボタニカルアートという新たな趣味を通じて、Iさんは自分自身を再発見し、職場での役割をよりポジティブに捉えることができました。

私たちもIさんのように、自分自身の興味や趣味を通じて心のバランスを保ちながら、より良い医療を提供するためにセルフケアを意識していくことが求められています。医療者としての責任感を持ちながらも、自分自身の心の健康を大切にすることが、結果的に患者への支援にもつながるのです。

第6章

今日からできるセルフケア③：精神的つながり編

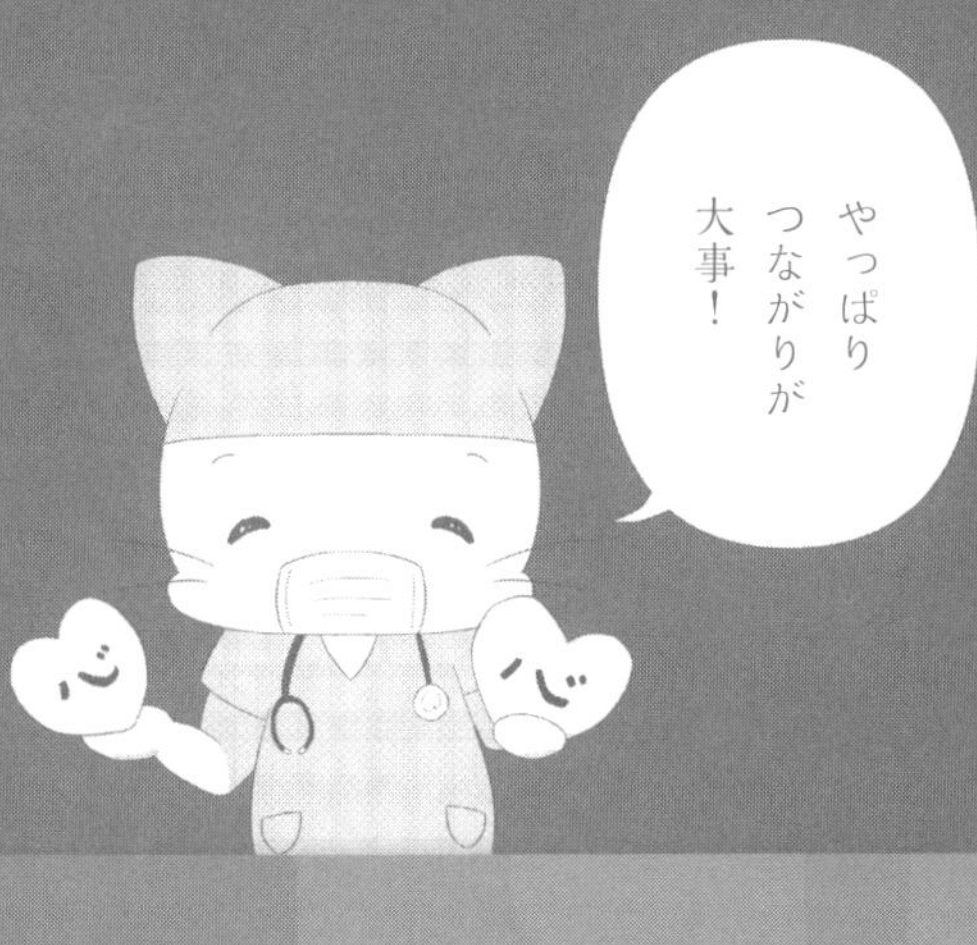

1

ボランティア活動に参加する

ボランティア活動への参加は、医療者にとって非常に価値のある経験です。特に、精神的つながりを作ることができる点が大きなメリットです。ボランティアは、他者と関わることで新たな人間関係を築く機会を提供し、孤独感やストレスを軽減する助けになります。[1] また、他者のために貢献することは、自身の幸福感を高め、自己肯定感を向上させる効果もあります。しかし、医療者は多忙な日々を送っているため、ボランティア活動に参加する余力がないと感じる方も多いでしょう。その気持ちは理解できます。しかし、実際にはボランティア活動によって得られる経験や感謝の気持ちが、自己ケアにつながることが多いのです。ボランティアを通じて、他者とのつながりを深めるとストレスが軽減され、メンタルヘルスの向上に寄与することが示されています。[2] このように、ボランティア活動は忙しい医療者にとっても、心の健康を保つための重要な手段となるのです。

ボランティアを始めるには、まず自分の興味や関心がある分野を知ることが重要です。自分が情熱を持てる活動に参加すれば、より充実した経験が得られます。例えば、地域の医療支援、子どもや高齢者のサポート、環境保護活動など、さまざまな選択肢があります。

自分の専門知識を活かせる分野や、新しいスキルを学べる場を選ぶと、より多くの楽しみや成長を感じることができるでしょう。

具体的なボランティアの始め方としては、以下のステップを参考にしてください。

1. 情報収集：自分の興味がある分野について調査し、地域で行われているボランティア活動を探します。インターネットや地域のボランティアセンターを利用すると良いでしょう。

2. 参加申し込み：興味のある活動が見つかったら、参加申し込みを行います。多くの団体では、公式ウェブサイトから申し込みができる場合があります。

3. 体験参加：初めての活動には体験参加を申し込むこともおすすめです。自分に合った活動かどうかを確認する良い機会となります。

4. 定期的な参加：一度参加した後、興味が続けば定期的な参加を検討します。

継続することで、より深い人間関係を築くことができ、精神的な満足感も得られます。

5．フィードバックを受ける：活動を通じて得た経験や感謝の気持ちを周囲と共有することも大切です。これにより、自身の成長を実感し、さらなるモチベーションにつながります。

ボランティア活動は、医療者にとって精神的なつながりを強化し、自己ケアにつながる素晴らしい手段です。忙しい日常の中でも、少しの時間を見つけてボランティアに参加することで、自分自身を見つめ直し、心の健康を保つことができるでしょう。

2 人間関係を築くために努力する

自身の精神的健康を保つためには、孤独感がないことが非常に重要です。孤独は、ストレスや不安を引き起こし、心身に悪影響を及ぼす傾向にあるとされています。[3] 特に医療者は、日々の業務に追われる中で孤独を感じやすい環境にあります。そのため、**意識的に人間関係を築く努力をすることが、自身のセルフケアにつながります。**

適切な人間関係の構築は、孤独の解消に直結します。友人や知人とのつながりが増えれば、精神的なサポートを得られるだけでなく、感情的な充足感も得られます。研究によれば、良好な人間関係はストレスを軽減し、幸福感を高める効果があることが示されています。[4] このように、人間関係を築くことは、自己ケアの一環として非常に価値があります。**特に職場以外の人間関係を作ることをおすすめします。** 職場での関係は業務に関連しているため、時にストレスの原因となります。プライベートな関係を築くことで、リラックスした環境でのコミュニケーションが可能となり、心の余裕ができます。趣味や興味を共有できるグループに参加することで、自然な形で新しい友人ができ、孤独感を軽減する助けになります。

人間関係を効果的に築くためには、**アサーティブなコミュニケーションを心がけることが重要です。** アサーティブとは、自分の意見や感情を適切に表現しつつ、相手の意見や感情も尊重するコミュニケーションスタイルです。このスタイルを取り入れることで、相手との信頼関係を築きやすくなります。具体的には、自分の感情やニーズを素直に伝えつつ、相手に対しても耳を傾ける姿勢が大切です。[5]

アサーティブなコミュニケーションを実践するためには、以下のポイントを意識するとよいでしょう。

1. 自己表現：自分の気持ちや考えを率直に伝えることを心がけます。例えば、「私はこのように感じています」と具体的に述べることで、相手に理解してもらいやすくなります。
2. 相手の意見を尊重：相手の意見や感情にも耳を傾け、理解を示すことが重要です。「あなたの考えはこうですね」と確認することで、相手に対する配慮を示せます。
3. 非言語コミュニケーション：言葉だけでなく、表情や身振り手振りも大切です。相手に対してオープンな態度を示すことで、より良い関係を築くことができます。

4. フィードバックを受け入れる：相手からのフィードバックを受け入れると、より良いコミュニケーションが生まれます。自分の発言や行動について、相手の意見を聞く姿勢を持ちましょう。

人間関係を築くことは、孤独感の解消につながり、それが結果的にセルフケアとなります。忙しい日常の中でも、意識的に人とのつながりを大切にし、アサーティブなコミュニケーションを取り入れると、より充実した人間関係を築くことができるでしょう。これにより、精神的健康が向上し、より良い医療者としての活動が可能になります。

3 サークルやグループに参加する

学生時代にサークル活動を行っていた方も多いと思いますが、社会人になった後は、活動の継続が難しくなりがちです。仕事や家庭の責任が増える中で、自由な時間が限られるため、学生時代のように気軽にサークルに参加することができなくなるのが現実です。しかし、実際には社会人を対象としたサークルやグループは意外にもたくさん存在しています。

社会人向けのサークルやグループには、趣味を共有するものから、自己啓発やネットワーキングを目的としたものまで、さまざまな種類があります。例えば、スポーツやアウトドア活動を楽しむサークル、読書や映画鑑賞を通じて交流するグループ、料理や手芸などの趣味を深めるためのコミュニティなどがあります。**これらの活動は、同じ興味を持つ人々と出会う機会を提供し、孤独感を軽減する助けになります。**[4]

サークルやグループに参加することは、セルフケアにも大いに役立ちます。新しい人間関係を築くことで、精神的なつながりが生まれ、ストレスの軽減や幸福感の向上につながります。特に、医療者は日々の業務でストレスを感じることが多いため、こうした活動を通じてリフレッシュすることが重要です。研究によれば、社会的なつながりが強い人は、メンタルヘルスが良好であることが示されています。[6]

医療者に向いているサークルとしては、次のようなものがあります。

1. 医療者向けの勉強会やセミナー：専門知識を深めるだけでなく、同業者とのネットワーキングの場としても機能します。こうした場では、情報交換や悩みの共有ができ、精神的なサポートを得ることができます。

2. ボランティア活動グループ：医療者としてのスキルを活かしながら、地域社会に貢献できます。ボランティアを通じて新たな人間関係を築け、自己満足感も得られます。

3. 趣味のサークル：スポーツ、アート、音楽など、医療とは異なる分野での活動を通じてリフレッシュできます。趣味の共有によって、ストレスを軽減し、心の健康を保つことができるでしょう。

4. メンタルヘルスをテーマにしたグループ：ストレス管理やメンタルヘルスについて学ぶことができ、同じ悩みを持つ人々とつながれます。こうした

グループでは、経験を共有することで安心感を得られます。

社会人になってからも、自分の興味や関心に合ったサークルやグループに参加することで、心の健康を保ち、充実した生活を送ることができます。忙しい日常の中でも、こうした活動を通じて新たなつながりを見つけることが、セルフケアにとって非常に重要です。

4 オンラインでコミュニティに参加する

近年、オンラインのコミュニティへ参加が注目されています。特に医療者にとって、オンラインコミュニティは多くのメリットを提供します。まず、物理的な距離に関係なく、さまざまな人々とつながることができるのが大きな利点です。特に忙しい医療者は、仕事の合間や自宅で手軽に参加できるため、時間の制約を受けずに交流を深められます。

医療者は基本的に対面でのケアに専念していますが、オンラインコミュニティはその逆に、時間や場所を選ばずに参加できるため、非常に参加しやすいコミュニティの一つです。特に、他の医療者や同じ職業の人々との意見交換によって、専門知識を深めたり、ストレスを軽減できます。オンラインでのやり取りは、対面のコミュニケーションに比べて心理的なハードルが低いため、気軽に参加できる点も魅力です。

具体的なオンラインコミュニティとしては、以下のようなものがあります。

1. 医療者向けのフォーラムやSNSグループ：FacebookやLinkedInなどのプラットフォームには、医療者専用のグループが存在します。これらのグループでは、専門的な情報交換や悩み相談が行われています。参加者同士での意見交換やサポートが得られるため、非常に有益です。

2. ウェビナーやオンラインセミナー：医療に関する最新の知識や技術を学ぶためのウェビナーも多く開催されています。これらのイベントに参加すれば、専門家から直接学び、他の参加者と交流する機会を得ることができます。

3. メンタルヘルス関連のオンラインサポートグループ：ストレスやメンタルヘルスに関する問題を共有するためのグループも存在します。こうしたグループでは、同じ悩みを持つ人々とつながることで、安心感を得られます。

ただし、オンラインコミュニティに参加する際には注意が必要です。中には、情報の信頼性が低かったり、居心地が悪いと感じる環境も存在します。特に、自分の感情や価値観に合わないコミュニティや、過度にネガティブな雰囲気のグループには参加しないようにしましょう。自身のメンタルヘルスを守るためにも、快適に感じられる環境を選ぶことが重要です。(7)

5 リスキリングスキルを養う

リスキリングとは、既存のスキルを強化したり、新たなスキルを習得したりするプロセスを指します。特に急速に変化する医療環境において、リスキリングは非常に重要です。

医療者は、技術の進歩や新しい治療法に対応するために、常に学び続ける必要があります。リスキリングを通じて、医療者は自身のスキルを更新し、より効果的なケアを提供することが可能になります。

すでに高いスキルを持つ医療者がリスキリングを行えば、プラスアルファのスキルを身につけることができます。これにより、**自身の強みを再認識し、職業的な自信を深められます**。例えば、特定の専門分野に加えて、テクノロジーやデータ分析のスキルを学ぶことで、より広範な視点から患者ケアに取り組むことができるようになります。結果として、医療者は自らの専門性を高め、より多様なニーズに応えることができるようになります[8]。

具体的なリスキリング方法としては、以下のようなものがあります。

1. ワークショップやセミナー：定期的に開催される医療ワークショップやセミナーに参加することで、実践的なスキルが身につきます。これにより、他の医療者とのネットワーキングも可能になります。

2. メンターシッププログラム：経験豊富な医療者と連携し、実地で学ぶことも有効です。メンターからのフィードバックを受けることで、自分のスキルや知識がより深まります。

リスキリングによってスキルが高まると、自己肯定感も向上します。新しいスキルを習得すると、自信を持って患者に接することができるようになり、結果としてセルフケアにもつながります。自己肯定感が高まることで、ストレスの軽減や職業的な満足感が得られ、医療者としての役割をより充実させられます。[9]

リスキリングは、医療者にとって必要不可欠なプロセスであり、自己成長と職業的な満足感を促進します。日々の業務に忙殺されがちな医療者ですが、定期的にスキルを見直し、新たな挑戦をすることで、より良いセルフケアを実現できるでしょう。自分のスキルを磨くことは、患者に対するケアの質を向上させるだけでなく、医療者自身のメンタルヘルスにも良い影響を与えます。

6 趣味のブログやSNSで情報を共有する

趣味のブログやSNSでの情報共有は、自己表現やコミュニケーションの手段として非常に有意義です。特に医療者にとって、趣味を持ち、それを発信することは、ストレスを軽減し、心の健康を保つ助けになります。情報共有によって、同じ趣味を持つ人々とつながり、コミュニティを形成することができます。このようなつながりは、**社会的なサポートを提供し、孤独感を軽減する効果があります**[10]。

具体的な方法としては、次のようなものがあります。

1. ブログの開設：自分の趣味についてのブログを開設し、定期的に記事を投稿します。例えば、料理や旅行、読書などのテーマで自分の体験や知識を共有することができます。WordPressやBloggerなどのプラットフォームを利用することで、簡単に始めることができます。

2. SNSの活用：InstagramやX（旧Twitter）、FacebookなどのSNSを利用して、趣味に関する写真や短いメッセージを投稿します。特にビジュアルコンテンツが重要な趣味の場合、SNSは効果的な情報発信の場となります。

3. オンラインコミュニティへの参加：Facebookグループなど、特定の趣味に特化したオンラインコミュニティに参加し、情報を共有したり、質問をしたりすることも有効です。これにより、専門的な知識を得ることができるだけでなく、他のメンバーとの交流も楽しめます。

趣味のブログやSNSで情報を共有することによって得られるメリットは多岐にわたります。まず、他者との情報共有で、知識や技術の向上が期待できます。フィードバックを受けることで、自分のスキルや理解が深まり、また新たなアイデアも得られます。

さらに、趣味を通じて得られる喜びや達成感は、自己肯定感を高める要因となります。趣味についての情報を発信することで、自分の知識や経験を他者と共有し、感謝の言葉や共感を受けることで、自己評価が向上します。このようなポジティブな経験は、メンタルヘルスに良い影響を与え、ストレスを軽減できます。[11]

趣味のブログやSNSで情報を共有することは、セルフケアの一環として非常に有効です。自分の好きなことを発信することで、ストレスから解放され、心の安定を保つことができます。また、趣味を通じて得られたつながりやサポートは、医療者としての仕事のプレッシャーを和らげる助けにもなります。

コラム❼ 理学療法士のセルフケア事例 – Jさんのリスキリング

医療現場で働く理学療法士は、患者の回復を支える重要な役割を担っています。Jさんは整形外科クリニックに勤務しており、毎日多くの患者が来院する忙しい環境で働いていました。彼は「もっと患者とのコミュニケーションを大切にしたい」という理念を持っていましたが、実際には多くの患者に効率的に対応することに追われ、自分の理想とはかけ離れた日々を送っていました。

ある日、Jさんはふと「自分は流れ作業を担当する工場員だ」と思うようになりました。決してそんなことはないはずですが、そのように感じてしまったのです。この思いは、彼の仕事に対するモチベーションを低下させ、次第に精神的な疲労感をもたらしました。理学療法士としての使命感が薄れ、日々の業務が単なるルーチンになってしまったのです。

Jさんはもともと、学生時代にラグビーをやっていました。現役中の怪我がきっかけで理学療法士の道を選んだ彼にとって、スポーツは大切な存在でした。しかし、仕事のストレスからラグビーからも遠ざかり、運動不足に悩む日々が続いていました。そこで、彼は再びラグビーを始めることを

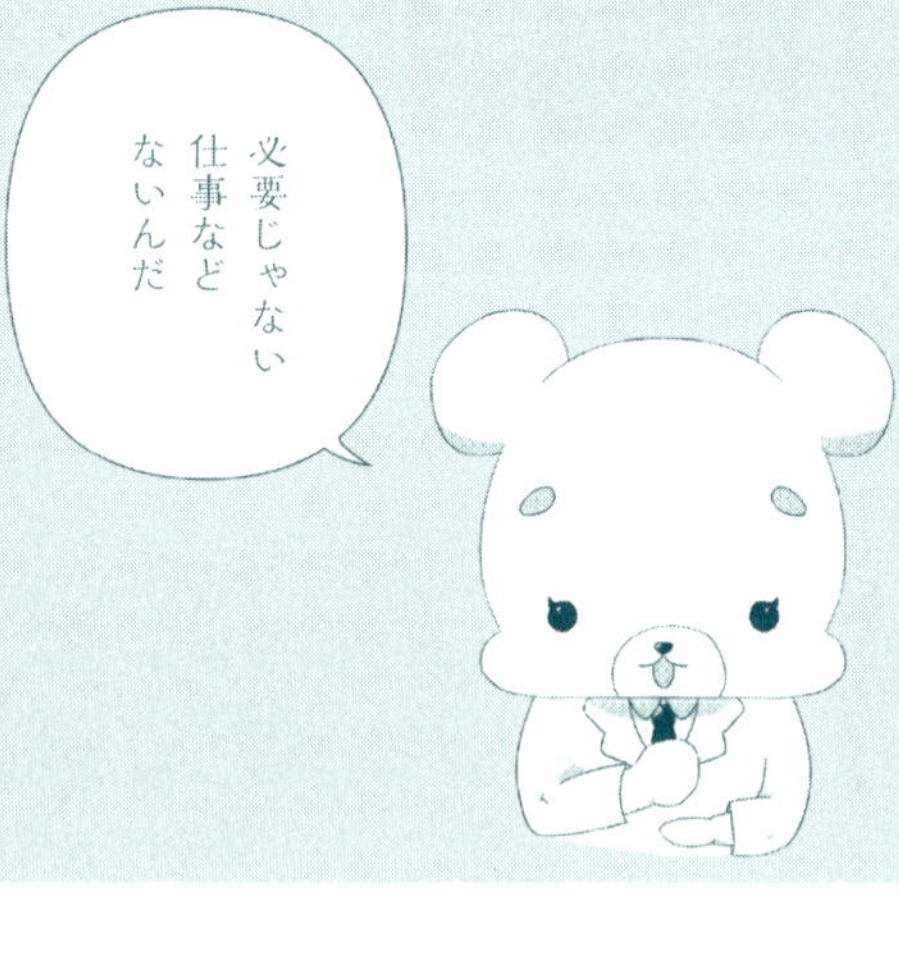

決意しましたが、怪我を防ぐためにストリートラグビーを選びました。

調べてみると、地元にはストリートラグビーのサークルがあり、すぐに参加することができました。定期的な運動の機会と仲間との交流は、Jさんにとって理想的なセルフケアとなりました。身体を動かすことでストレスが軽減され、仲間とのコミュニケーションが彼の心に新たな活力を与えました。

運動を通じて心身の健康が回復したJさんは、仕事へのモチベーションも徐々に回復しました。さらに、彼はリスキリングの一環として、栄養に関する資格を取得することを決意しました。これにより、患者に対してより包括的な支援ができるようになり、理学療法士としての専門性を高めることができました。

今では、Jさんは「怪我をした人を支えたい」という強い思いを持ち、日々の診療に取り組んでいます。患者とのコミュニケーションを大切にし、彼らの回復を見守る姿勢は、彼自身の経験から生まれたものです。ストリートラグビーを通じて得た仲間との絆や、運動を通じての自己管理は、彼の職業人生において重要な要素となっています。

Jさんの事例は、医療者が自身のメンタルヘルスを守るためにどのようにセルフケアを行っていくべきかを示しています。日々の忙しさに追われる中でも、自分自身の健康を大切にし、趣味や仲間との交流を通じて心のバランスを保つことが、結果的に患者への支援にもつながるのです。私たちもJさんのように、自分自身を大切にしながら、より良い医療を提供するためにセルフケアを意識していくことが求められています。

第7章

今日からできるセルフケア④：リラックス編

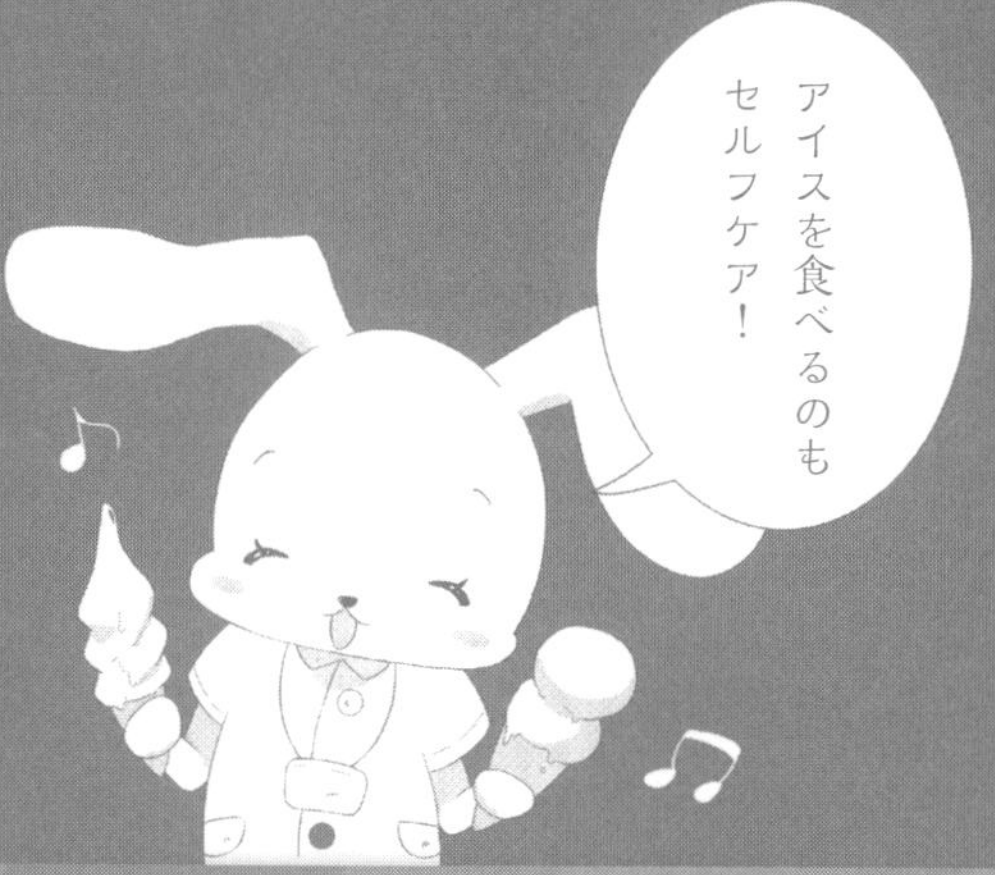

1 リラックスする

医療者にとって、日常業務は非常にストレスフルであり、心身の健康を保つためには、楽しむこととリラックスすることが不可欠です。**日々を楽しむことやリラックスすることには多くの心理的メリットがあり、これらを意識することでセルフケア効果を高めることができます。**まず、楽しむことのメリットについて考えてみましょう。楽しむことは、ポジティブな感情を引き起こし、ストレスを軽減する効果があります。特に、趣味や好きな活動に没頭することで、日常のプレッシャーから解放され、心の余裕ができます。研究では、楽しむことが心理的な幸福感を高め、うつ症状を軽減することが示されています[1]。楽しむことは、自己肯定感を高める要因ともなり、自分自身を大切にする感覚を育むことができます。

次に、リラックスすることの心理的メリットについてです。リラックスは、ストレスホルモンのレベルを低下させ、心拍数や血圧を安定させる効果があります。リラクゼーションテクニック、例えば深呼吸や瞑想、ヨガなどは、心身の緊張を緩和し、心理的な安定をもたらします[2]。**これにより、集中力や生産性が向上し、仕事に対するモチベーションも高**

まります。また、リラックスすると、睡眠の質が向上し、心の健康を維持する助けにもなります。

プライベート時間に楽しむこととリラックスを意識することは、セルフケアの一環として非常に重要です。医療者は、仕事の合間や休日に、自分の好きにできる時間を持つことで、心のリフレッシュができます。例えば、友人との食事や映画鑑賞、散歩など、楽しむ活動を取り入れることで、ストレスを軽減し、心の健康を保てます。また、リラックスした時間を意識的に作ることで、心の平穏を得られ、日々の業務に対する耐性も高まります。

2 マインドフルネスを実践する

マインドフルネスは、現在の瞬間に意識を集中させ、判断をせずに経験を受け入れることを指します。この実践は、ストレスの軽減やメンタルヘルスの向上に寄与することが数多くの研究で示されています。先行研究では、マインドフルネスが慢性的な痛みや不安の軽減に効果的であることが示されています[3]。また、Goyalらのメタアナリシスでは、マインドフルネスがストレス、抑うつ、不安を軽減する効果があることが確認されています[2]。

マインドフルネスの実践には多くのメリットがあります。まず、ストレスの軽減が挙げられます。医療職は高いストレス環境にさらされることが多く、マインドフルネスはその緩和に有効です。また、マインドフルネスは集中力を高め、仕事のパフォーマンスを向上させることにも寄与します。さらに、**感情の調整能力が向上し、対人関係においてもより良いコミュニケーションが可能になります。**これにより、患者との関係性が深まり、より質の高い医療を提供できるのです。

医療者にとって、マインドフルネスの実践は特に重要です。医療者は、患者の命や健康に直接関わる責任を負っています。そのため、冷静な判断力や高い集中力が求められます。マインドフルネスは、こうしたスキルを向上させる手段となります。さらに、医療者自身のメンタルヘルスを守るためにも、マインドフルネスは有効です。バーンアウト（燃え尽き症候群）を予防するためにも、日常的にマインドフルネスを取り入れることが推奨されます。

具体的な実践方法としては、以下のようなものがあります。

1. 呼吸法：静かな場所で座り、目を閉じて深呼吸を行います。息を吸うときに「吸っている」と意識し、息を吐くときに「吐いている」と意識します。このプロセスを数分間続けることで、心を落ち着けることができます。

2. ボディスキャン：仰向けに寝て、体の各部位に意識を向けていきます。足から始めて、徐々に頭まで移動し、それぞれの部位の感覚を感じ取ります。体の緊張を解放する助けになります。

3. マインドフルネス瞑想：毎日一〇分間、静かな場所で座り、思考が浮かんできたらそれを観察し、再び呼吸に意識を戻します。思考を手放す練習をすることで、心の安定を図ります。

4. 日常生活に取り入れる：食事や歩行など、日常の活動を行う際に、その瞬間に意識を集中させることもマインドフルネスの実践です。食べ物の味や食感に注意を払いながら、食事を楽しむことができます。

これらの実践を日常生活に取り入れることで、マインドフルネスの効果を実感できるでしょう。医療者としての高いパフォーマンスを維持するためにも、ぜひマインドフルネスを取り入れてみてください。

3 自然の中で過ごす

自然の中で過ごすことは、心身の健康に多くのメリットをもたらします。特に、自然環境にはデトックス効果があるとされています。自然の中で過ごすと、コルチゾール（ストレスホルモン）のレベルが低下し、心拍数や血圧が安定することが研究で示されています[4]。このような生理的変化は、心の余裕を生み出し、リラックスした状態を促進します。

また、**自然の中では小さな変化に気づくことができるようになります。**普段の生活では見過ごしがちな細かい事象―例えば、風の音、葉の揺れ、鳥のさえずりなど―に目を向けることで、感覚が研ぎ澄まされます。これにより、日常生活の中での気づきが増え、心の平穏を得ることができます[5]。

さらに、**自然の中でのマインドフルネス体験も重要です。**今この瞬間に意識を集中させ、自分の感情や思考を受け入れることを指します。自然環境では、視覚や聴覚、嗅覚などの感覚が刺激され、マインドフルネスを実践するのに最適な場所となります。例えば、森の中で静かに座り、周囲の音や香りに意識を向けると、心を落ち着けることができます。研究によれば、自然の中でのマインドフルネスは、ストレスの軽減やメンタルヘルスの向上に寄与することが報告されています。(6)

自然に身を任せることで、セルフケアの一環としての効果が得られます。自然の中にいると、日常の喧騒やストレスから解放され、自分自身を見つめ直す時間を持てます。このような時間は、心のリセットや再充電に役立ち、より良いセルフケアの実践につながります。特に医療者は、他者のケアを行う中で、自分自身のケアを忘れがちですが、自然の中で過ごすことはその大切な一歩となります。

自然の中での時間は、心身の健康を促進し、ストレスを軽減するための強力な手段です。日常生活において、少しでも自然と触れ合う時間を持つことを意識してみてください。たとえ短い時間でも、自然の中で過ごすことが、あなた自身のセルフケアに大いに役立つことでしょう。

4 心地よい音楽を聴く

心地よい音楽を聴くことは、ストレスの軽減やリラクゼーションに非常に効果的です。音楽が持つ力は、心身にさまざまなポジティブな影響を与えることが研究によって示されています。先行研究では、音楽を聴くことでコルチゾール（ストレスホルモン）のレベルが低下することが確認されています[7]。また、音楽は気分を向上させ、リラックス感をもたらすため、日常生活に取り入れることが推奨されます。

音楽療法は、心地よい音楽を使って心身の健康を促進する手法です。この療法は、特に医療現場での活用が進んでおり、不安の強い患者の痛みや不安を軽減するために用いられています[8]。音楽療法を受けることで、患者は感情的なサポートを受けることができ、治療の過程でより良い結果を得る可能性が高まります。

日常生活に心地よい音楽を取り入れることは、医療者自身のセルフケアにも大いに役立ちます。忙しい業務の合間に音楽を聴くことで、心を落ち着かせ、リフレッシュできます。特に、**リラックスしたいときやストレスを感じているときに、心地よい音楽を聴くことで、**

気持ちを整える助けになります。音楽が持つリズムやメロディーは、脳内の神経伝達物質に影響を与え、幸福感を高めることが知られています。[9] また、セルフケアの一環としてだけでなく、同じ趣味を持つ仲間を見つける機会にもなります。音楽に関心がある人々との交流は、人間関係を広げ、より良いサポートネットワークを形成する助けとなります。

5 ガーデニングや DIY をする

ガーデニングや DIY（Do It Yourself）は、心身の健康に多くの利点をもたらす活動です。これらの活動には、カタルシス効果があり、ストレスを軽減し、心の安定を促進します。特に、自然と触れ合うことで得られる癒しの効果は、科学的にも証明されています。先行研究では、自然環境にいることが精神的なリフレッシュにつながることが示されています。[5] ガーデニングや DIY を通じて、自然と触れ合うことは、日常生活のストレスを和らげる助けになります。

ガーデニングや DIY は、創造性を発揮する機会を提供します。**自分の手で何かを作り**

出す過程は、自己肯定感を高め、達成感をもたらします。これにより、メンタルヘルスが向上し、ストレスや不安感を軽減することができます。例えば、アメリカの心理学者であるSogaらの研究では、ガーデニングがメンタルヘルスに良い影響を与えることが確認されています。[10] 植物を育てることや、DIYプロジェクトを完成させることは、心の平穏を保つために非常に有効です。また、ガーデニングやDIYは、リラックスした時間を持つための素晴らしい方法です。手を使って何かを作り出す作業は、マインドフルネスを促進し、現在の瞬間に意識を集中させる助けになります。これにより、日常生活の喧騒から解放され、心をリフレッシュできます。さらに、これらの活動は、身体を動かすことにもつながり、運動不足の解消にも寄与します。

手間のかからないガーデニングについても触れておきます。初心者でも取り組みやすい方法として、ハーブや多肉植物を育てることが挙げられます。これらの植物は、比較的世話が簡単で、少ないスペースでも育てることができます。例えば、バジルやミントなどのハーブは、料理にも使えるため、実用的でもあります。また、観葉植物を室内に置くことで、空気の浄化やリラックス効果も得られます。さらに、DIYでは、簡単な家具やデコレーションを作ることができ、完成した作品を通じて満足感を得ることができます。

6 デジタルデトックスをする

現代社会において、私たちはスマートフォンやパソコンなどのデジタルデバイスに囲まれ、常に情報にアクセスできる環境にいます。しかし、その一方で、過剰なデジタル接触がストレスや不安を引き起こすこともあります。そこで注目されているのが「デジタルデトックス」です。デジタルデトックスとは、一定期間デジタルデバイスから離れ、心と体をリフレッシュさせることを目的とした活動です。

デジタルデトックスには多くのメリットがあります。まず、デジタルデバイスを使用しない時間を持つことで、ストレスレベルを低下させることができます。先行研究によると、スマートフォンやSNSからの情報過多は、心理的な負担を増加させることが示されています。[11] **デジタルデトックスによって、これらの情報から解放され、心の安定を取り戻すことができます。** また、睡眠の質が改善されることも報告されています。子どもや青少年を対象とした研究ですが、デバイスのブルーライトが睡眠に悪影響を与えるため、デジタルデトックスは良質な睡眠を促進します。[12] これは大人も同様だと考えられます。

具体的な実践方法としては、まずデジタルデバイスの使用時間の制限から始めるとよいでしょう。例えば、毎日一時間はデバイスを使わない「デジタルフリータイム」を設けることが効果的です。また、週末や休暇中に完全にデジタルデトックスを行うこともおすすめです。この間は、読書や散歩、趣味の活動など、デジタル機器を使わないアクティビティに集中することが重要です。さらに、デバイスを物理的に別の場所に置くことで、誘惑を減らすこともできます。

デジタルデトックスは、セルフケアの一環として非常に効果的です。デジタルデバイスから離れることで、自己反省の時間を持ち、自分自身を見つめ直すことができます。このプロセスは、ストレスや不安を軽減し、心の平穏をもたらします。さらに、リアルな人間関係を深める機会にもなります。友人や家族と直接会って会話をすれば、より豊かなコミュニケーションを楽しむことができ、心の健康が向上します[13]。

7 リトリートのすすめ

リトリートという言葉は、あまり馴染みがないかもしれませんが、近年非常に注目を集めています。リトリートは、日常生活や仕事の忙しさから一時的に離れ、静かでリラックスできる環境に身を置くことで、自分自身を見つめ直したり、心身をリフレッシュしたりするための時間を過ごすことを指します。特に、常に忙しい医療者にとっては、非常に有効な手段であると考えています。

リトリートにおいても、前項ですでにお話ししましたが、**デジタルデトックスを行うことをお勧めします**。具体的には、スマートフォンやパソコンをオフにし、デジタル機器から離れる時間を設けることで、現実に集中し、より深く自分自身と向き合うことができます。研究によると、デジタルデトックスはストレスを軽減し、心の健康を向上させる効果があることが示されています[2]。

リトリートは通常、自然に囲まれた場所や静かな環境で行われます。このような場所では、自己探求の時間を持つことができ、日常生活から離れて心の声を聞いたり、新たなインスピレーションを得たりすることが可能です。特に、医療者は感情労働を強いられる職業であり、心の疲れを癒すためにも、こうした時間は非常に重要です。リトリートによってストレスを軽減し、心の余裕を取り戻すことができます。

さらに、リトリートの効果は心理的な健康だけでなく、身体的な健康にも寄与することが研究により示されています。リトリート中に行う瞑想やヨガなどの活動は、心拍数を下げ、血圧を安定させる効果があります。[2] このように、リトリートは心身の健康を総合的に向上させる手段として非常に有用です。

リトリートを実施する際は、あらかじめ計画を立て、目的を明確にすることが重要です。何を達成したいのか、どのように自分を見つめ直したいのかを考えることで、より充実した時間を過ごすことができるでしょう。また、リトリート後に、その経験を日常生活にどのように活かすかも大切です。

ぜひ、リトリートを実践し、日常の喧騒から離れて心身をリフレッシュする時間を持ってみてください。**自分自身を見つめ直すことで、より良い医療者としての道を歩む一助となるでしょう。**

8

家事を楽しむ

多くの人が家事を「楽しくない」と感じています。掃除や料理は時間がかかり、労力を要するため、義務感から行うことが多いからです。しかし、**実は家事は楽しめる活動であり、心の健康にも良い影響を与える可能性があります**。家事を楽しむことで、日常生活の質を向上させることができ、医療者としてのストレスを軽減する一助となります。

家事を楽しむためのポイントの一つは、スキルを上げることです。料理や掃除の技術を向上させることで、より効率的に作業を行えるようになります。例えば、料理のスキルを磨けば、健康的で美味しい食事を自分や家族に提供でき、食事の時間が楽しみになります。また、掃除のスキルが向上すれば、短時間で部屋をきれいに保つことができ、達成感を得られます。これにより、家事が単なる義務から、自己成長の機会へと変わります。

さらに、家事を楽しむためには、家電に投資することも時には重要です。最新の家電製品は、家事を効率的に行うための強力な助けとなります。例えば、ロボット掃除機や高性能の調理器具は、時間を大幅に節約し、家事の負担を軽減します。これにより、家事にかける時間が減り、他の趣味やリラックスする時間を増やすことができます。家電量販店に行って、実際に製品を見て触れてみれば、自分に合ったアイテムを見つけられるでしょう。新しい家電を使うことで、家事が楽しくなること間違いありません。

日常生活を楽しむことは、特に医療者にとって非常に重要です。医療現場はストレスが多く、心身に負担がかかります。そのため、**家事を楽しむことで、日常の中に小さな喜びを見つけ、心の健康を保つことができます。**家事を通じて得られる達成感や満足感は、セルフケアの一環として非常に有効です。日常生活の中で楽しみを見つけられれば、ストレスを軽減し、より充実した生活を送ることができるでしょう。

9 好きなスポーツや趣味に時間を費やす

忙しい日常の中で、医療者としてのストレスを軽減するためには、好きなスポーツや趣味に時間を費やすことが非常に重要です。**自分の好きなことに没頭することで、心身のリフレッシュが図れ、全体的な健康状態が向上します。**スポーツや趣味には、さまざまなメリットがあります。

まず、ストレス解消に効果的です。身体を動かすことでエンドルフィンが分泌され、気分が良くなることが知られています[14]。また、趣味に没頭すると、日常の悩みやストレスから一時的に離れられるので、メンタルヘルスが改善されることも報告されています[15]。これにより、医療者としての業務に対するモチベーションも高まります。

さらに、好きなスポーツや趣味は、セルフケアの一環として非常に有効です。自分の時間を持つことで、自己肯定感を高め、心の余裕を持つことができます。特に、趣味を通じて新しいスキルを学ぶことは、自信につながり、日常生活の質を向上させる要因となります。自己成長を感じることで、ストレスを軽減し、より良いパフォーマンスを発揮できるようになります[3]。

日本において始めやすいスポーツや趣味としては、ジョギングやウォーキング、ヨガ、料理、手芸などがあります。これらは特別な設備を必要とせず、気軽に始めることができるため、多忙な医療者にも適しています。特に、**ジョギングやウォーキングは、自然の中で行うことでリフレッシュ効果が高まり、心身の健康に寄与します。**また、ヨガはリラクゼーション効果があり、ストレス管理に役立ちます。

スポーツや趣味は、仲間とのつながりを作る機会にもなります。共通の興味を持つ仲間と過ごすことで、友情やサポートのネットワークを築くことができます。特に、チームスポーツやグループレッスンは、コミュニケーションの場を提供し、孤独感を和らげる効果があります。[16] 仲間との交流は、ストレスの軽減やメンタルヘルスの向上に寄与し、より充実した生活を送るための大きな力となります。

10 お気に入りの映画やドラマを楽しむ

忙しい日常を送る中で、リラックスする時間を持つことは非常に重要です。特に、お気に入りの映画やドラマに没頭することは、心の健康を保つための効果的な方法の一つです。映画やドラマを楽しむことで、ストレスを軽減し、日常生活における充実感を高めることができます。

映画やドラマに没頭する時間は、自分自身をリフレッシュさせる貴重なひとときです。物語に入り込むことで、現実の悩みやストレスから一時的に解放され、心の安らぎを得ることができます。先行研究によると、視覚的なストーリーテリングは、感情的な共鳴を引き起こし、ストレスを軽減する効果があるとされています。[17] お気に入りの作品に触れることで、気持ちが明るくなり、心のバランスを保つ助けとなります。

日本は映画館が多く、比較的に映画やドラマを楽しむ環境が整っています。全国各地に映画館があり、最新の映画を大画面で観られるため、映画鑑賞は身近な楽しみです。また、ストリーミングサービスの普及により、いつでもどこでも気になるコンテンツを観られるようになりました。これにより、**忙しい医療者でも自分のペースで楽しむことができ、ストレス解消の手段として取り入れやすくなっています。**

お気に入りの映画やドラマの鑑賞には、さまざまなメリットがあります。まず、感情的な共鳴を経験することで、他者との共感力が高まります。特に、感動的なストーリーやキャラクターに触れると、自分自身の感情を理解しやすくなり、ストレス管理に役立ちます。また、映画やドラマを通じて新たな視点を得ることで、自己成長や創造性を促進できます。

さらに、お気に入りのコンテンツは話題作りにもつながります。特に最近の人気作品について話すことで、友人や同僚とのコミュニケーションが円滑になり、関係性を深める助けになります。共通の趣味があれば、会話が弾み、新たな友人を作るきっかけにもなるでしょう。映画やドラマは、文化や社会についての理解を深める手段にもなり、より豊かな人間関係を築く助けとなります。[18]

11 新しい趣味を始める

新しい趣味は、心の健康や生活の質を向上させるために非常に有効な手段です。特に、日常のストレスを軽減し、自分自身をリフレッシュさせるためには、新しい活動への挑戦が重要です。**新しい趣味を持つことで、自己成長を促進し、より充実した日々を送ることができます。**

新しい趣味を始めることのメリットの一つは、脳の活性化です。新しいスキルを学ぶことは、脳に刺激を与え、認知機能を向上させる効果があります。趣味を通じた新しい知識や技術の習得によって、自己効力感が高まり、日常生活に対するモチベーションも向上します。

スポーツではアーチェリーやクライミング、芸術では陶芸や水彩画など、一般的ではない活動に挑戦すると、ユニークな体験が得られます。アーチェリーは集中力を高める効果があり、クライミングは全身の筋力を鍛えることができます。また、陶芸や水彩画は、創造性を発揮する絶好の機会となり、心の安らぎをもたらします。

趣味を通じて、新しいコミュニティや仲間ができることも大きなメリットです。共通の趣味を持つ人々と出会うことで、友情を築く機会が増え、社会的なサポートを得られます。特に、マイナーな趣味の場合、同じ興味を持つ仲間とつながることで、より深い絆が生まれることが多いです。**新しい友人との交流は、孤独感を軽減し、精神的な健康を向上させる要因となります**。

さらに、趣味を通じて得た経験やスキルは、日常生活にも良い影響を与えます。例えば、陶芸を通じて得た集中力や忍耐力は、仕事や家庭生活にも役立ちます。また、スポーツを通じて得たチームワークやコミュニケーション能力は、職場での人間関係を円滑にする助けとなるでしょう。

新しい趣味を始めることは、医療者にとっても重要なセルフケアの一環です。心の健康を保ち、ストレスを軽減するために、ぜひ新しい活動に挑戦してみてください。マイナーな趣味を通じて、新たな仲間やコミュニティを築くことで、より豊かな生活を実現することができます。

コラム❽ 薬剤師のセルフケア事例－Kさんの再生

医療現場で薬剤師は、患者の治療に欠かせない重要な役割を果たしていますが、職場環境が厳しい場合、そのストレスは心身に大きな影響を及ぼすことがあります。Kさんは、大規模な病院で病院薬剤師として勤務していましたが、彼の職場は異常なほど忙しく、まるで戦場のような雰囲気でした。薬剤師の人数は多かったものの、その雰囲気はギスギスしており、部署内では陰口を聞くことも少なくありませんでした。負のオーラが漂う職場で、Kさんは次第につらさを感じるようになりました。

Kさんは、薬剤師の仕事にやりがいを感じていましたが、苦手な職場の雰囲気が影響し、仕事に行くことが苦痛になっていきました。休みの日には、ストレスを発散するためにパチンコ店に通うことが習慣となり、次第に借金を抱えることになってしまいました。このままでは良くないと感じたKさんは、友人から転職とお金があまりかからない趣味を持つことを勧められました。

彼はそのアドバイスを受け入れ、転職を決意しました。新しい職場では、前の環境とは異なり、明るく協力的な雰囲気が広がっていました。Kさんは、転職がうまくいったことで、心の負担が軽くなったのを実感しました。新しい職場での人間関係が良好になり、仕事へのモチベーションも高まりました。

転職後、Kさんは釣りを始めることにしました。もともと自然の中で過ごすことが好きだった彼にとって、釣りは心のリフレッシュに最適な趣味でした。釣りを通じて新しい仲間ができ、彼らとの交流がKさんの生活に新たな彩りを加えました。釣り仲間との時間は、ストレスを解消し、心の安定をもたらす大きなプラスになりました。

環境調整と趣味を通じて、Kさんは薬剤師としてのやりがいを取り戻すことができました。新しい職場でのポジティブな人間関係と、釣りを通じたリフレッシュが彼の心身の健康を支え、仕事に対する前向きな姿勢を再生させたのです。Kさんの経験は、医療者がセルフケアを行う重要性を示しており、特に職場環境が厳しい中で自分自身を守るための手段を見つけることがいかに重要であるかを教えてくれます。

私たちもKさんのように、厳しい環境においても自分を大切にし、趣味や新しい人間関係を通じて心のバランスを保つことが求められています。医療者としての責任を果たしながらも、自分自身の心の健康を守ることが、結果的に患者への支援にもつながるのです。

おわりに

本書では、医療者が日々の生活の中で実践できるさまざまなセルフケアの方法を紹介してきました。医療の現場は常に変化し、プレッシャーがかかる環境ですが、これらのセルフケアを取り入れることで、心身の健康を保つことが可能です。セルフケアは、単なる一時的な対策ではなく、持続可能な生活習慣として根付かせることが重要です。日常生活に自然に取り入れられるセルフケアを見つけることで、ストレスを軽減し、より良いパフォーマンスを発揮できるようになるでしょう。

私たちが目指すべきは、毎日の生活の中で少しだけ癒しを実感できるようなセルフケアの実践です。小さな変化を積み重ねることで、長期的には大きな成果を得ることができます。例えば、毎日の短い瞑想や軽い運動、趣味の時間を設けることなど、手軽に始められるものから始めてみてください。これらの習慣が、日々のストレスを和らげ、心の余裕を生む手助けとなります。

医療者の職務は非常に責任が重く、精神的に厳しい状況に直面することも少なくありません。そのようなときこそ、良いセルフケアを実践し、精神的健康を維持することが求められます。ポジティブで建設的な自己評価や他者評価を行うことで、自分自身を理解し、どんな出来事にも両価性のある評価ができるようになることが大切です。これは、医療者としてだけでなく、一人の人間としても成長するための重要なステップです。

医療は人類にとって必要不可欠な重要なリソースであり、その提供にあたる医療者の負担は大きいものです。しかし、私たちがより良い医療を提供するためには、まず自分自身の健康を守ることが不可欠です。セルフケアを取り入れることで、心身のバランスを保ち、患者に対してもより良いサービスを提供できるようになります。

本書を執筆するに至った理由は、私の教え子たちが医師や看護師として現場で活躍するようになり、彼らが疲弊している姿を目の当たりにしたことです。それは教え子に限ったことではなく、すべての医療者が直面している現実であると感じました。そのため、すべての医療者のためになるような本を作りたいと思ったのです。また、一般社団法人MCT-Jネットワークの会員の皆様にも、本書の執筆を後押ししていただきました。心から感謝申し上げます。

私自身も精神科病院に勤務していた時期があり、その際には精神的に疲弊することも少なくありませんでした。その経験から、セルフケアの重要性を実感し、さまざまな人やコミュニティに支えられながら、セルフケアを意識して実践しています。医療者同士の支え合いや、コミュニティとのつながりは、心の健康を保つ上で非常に重要です。

最後に、本書のイラストはB型就労継続支援事業所オフィスウィルの全面協力によって作成されました。とても愛着の湧くイラストを作成していただき、感謝しています。また、本書の発行にあたり、金芳堂編集者の石井木綿子氏には手厚くサポートしていただき、心から感謝申し上げます。

医療者の皆さんが、セルフケアを通じて心身の健康を保ち、より良い医療を提供できることを願っています。日々の生活の中で、ぜひセルフケアを取り入れて、自分自身を大切にしてください。あなたの健康が、患者さんの健康へとつながるのですから。

e70156.
8) Bradt J, et al: Music interventions for mechanically ventilated patients. Cochrane Database Syst Rev. 2014; 2014: CD006902.
9) Saarikallio S, et al: The role of music in adolescents' mood regulation. Psychology of Music. 2007; 35: 88-109.
10) Soga M, et al: Gardening is beneficial for health: A meta-analysis. Prev Med Rep. 2016; 5: 92-99.
11) Twenge JM, et al: Trends in U.S. Adolescents' media use, 1976–2016: The rise of digital media, the decline of TV, and the (near) demise of print. Psychol Pop Media Cult. 2019; 8: 329-345.
12) Hale L, et al: Screen time and sleep among school-aged children and adolescents: A systematic literature review. Sleep Med Rev. 2015; 21: 50-58.
13) Rosen LD, et al: The Media and Technology Usage and Attitudes Scale: An empirical investigation. Comput Human Behav. 2013; 29: 2501-2511.
14) Craft LL, et al: The benefits of exercise for the clinically depressed. Prim Care Companion J Clin Psychiatry. 2004; 6: 104-111.
15) Wendsche J, et al: Always on, never done? How the mind recovers after a stressful workday? Ger J Hum Resour Man. 2021; 35; 117-151.
16) Cohen S, et al: Stress, Social Support, and the Buffering Hypothesis. Psychological Bulletin. 1985; 98: 310-357.
17) Eden AL, et al: Media for coping during COVID-19 social distancing: Stress, anxiety, and psychological well-being. Front Psychol. 2020; 11: 577639.
18) Valkenburg PM, et al: Online communication among adolescents: An integrated model of its attraction, opportunities, and risks. J Adolesc Health. 2011; 48: 121-127.

experimental longitudinal intervention to boost well-being. Emotion. 2011; 11: 391-402.
16) Wood AM, et al: Gratitude and well-being: A review and theoretical integration. Clin Psychol Rev. 2010; 30: 890-905.

第6章

1) Thoits PA: Role-identity salience, purpose and meaning in life, and well-being among volunteers. Soc Psychol Q. 2012; 75: 360-384.
2) Hank K, et al: Dynamics of volunteering in older Europeans. Gerontologist. 2010; 50: 170-178.
3) Cacioppo JT, et al: Social relationships and health: The toxic effects of perceived social isolation. Soc Personal Psychol Compass. 2014; 8: 58-72.
4) Holt-Lunstad J, et al: Social relationships and mortality risk: A meta-analytic review. PLoS Med. 2010; 7: e1000316.
5) Rosenberg MB: Nonviolent Communication: A Language of Life 2nd ed. PuddleDancer Press, 2003.
6) Cohen S, et al: Stress, social support, and the buffering hypothesis. Psychol Bull. 1985; 98: 310-357.
7) Kraut R, et al: Internet paradox revisited. J Soc Issues. 2002; 58: 49-74.
8) Susskind R, et al: The Future of the Professions: How Technology Will Transform the Work of Human Experts. Harvard University Press, 2015.
9) Brunetto Y, et al: The impact of leadership on the well-being of healthcare workers. Int J Hum Resourc Manag. 2013; 24: 1697-1716.
10) Seabrook EM, et al: Social networking sites, depression, and anxiety: A systematic review. JMIR Ment Health. 2016; 3: e50.
11) Kawachi I, et al: Social ties and mental health. J Urban Health. 2001; 78: 458-467.

第7章

1) Kawachi I, et al: Social ties and mental health. J Urban Health. 2001; 78: 458-467.
2) Goyal M, et al: Meditation programs for psychological stress and well-being: a systematic review and meta-analysis. JAMA Intern Med. 2014; 174: 357-368.
3) Kabat-Zinn J: Full catastrophe living: Using the wisdom of your body and mind to face stress, pain, and illness. Delta, 1990.
4) Ulrich RS, et al: Stress recovery during exposure to natural and urban environments. J Environ Psychol. 1991; 11: 201-230.
5) Kaplan R, et al: The experience of nature: A psychological perspective. Cambridge University Press, 1989.
6) Bratman GN, et al: Nature experience reduces rumination and subgenual prefrontal cortex activation. Proc Natl Acad Sci U S A. 2015; 112: 8567-8572.
7) Thoma MV, et al: The effect of music on the human stress response. PLoS One. 2013; 8:

14) Noh JW, et al: Relationship between body image and weight status in east Asian countries: comparison between South Korea and Taiwan. BMC Public Health. 2018; 18: 814.
15) Holick MF: Vitamin D: A millenium perspective. J Cell Biochem. 2003; 88: 296-307.
16) Billings ME, et al: Physical and social environment relationship with sleep health and disorders. Chest. 2020; 157: 1304-1312.

第5章

1) Goyal M, et al: Meditation programs for psychological stress and well-being: a systematic review and meta-analysis. JAMA Intern Med. 2014; 174: 357-368.
2) Brown RP, et al: Sudarshan Kriya Yogic breathing in the treatment of stress, anxiety, and depression: Part II—clinical applications and guidelines. J Altern Complement Med. 2005; 11: 711-717.
3) Zeidan F, et al: Mindfulness meditation improves cognition: Evidence of brief mental training. Conscious Cogn. 2010; 19: 597-605.
4) Siegel DJ: The mindful therapist: A clinician's guide to mindsight and neural integration. W. W. Norton & Company, 2010.
5) Flavell JH: Metacognition and cognitive monitoring: A new area of cognitive-developmental inquiry. Am Psychol. 1979; 34: 906-911.
6) Cohen S, et al: Stress, social support, and the buffering hypothesis. Psychol Bull. 1985; 98: 310-357.
7) Berkman LF, et al: From social integration to health: Durkheim in the new millennium. Soc Sci Med. 2000; 51: 843-857.
8) Stuckey HL, et al: The connection between art, healing, and public health: A review of current literature. Am J Public Health. 2010; 100: 254-263.
9) Dingle GA, et al: An agenda for best practice research on group singing, health, and well-being. Music & Science. 2019.
10) Krebs P, et al: A meta-analysis of computer-tailored interventions for health behavior change. Prev Med. 2010; 51: 214-221.
11) Neff K: Self-compassion: The proven power of being kind to yourself. HarperCollins, 2011.
12) Emmons RA, et al: Counting blessings versus burdens: An experimental investigation of gratitude and subjective well-being in daily life. J Pers Soc Psychol. 2003; 84: 377-389.
13) Seligman MEP: Authentic happiness: Using the new positive psychology to realize your potential for lasting fulfillment. Free Press, 2002.
14) Shanafelt TD, et al: Burnout and satisfaction with work-life balance among US physicians relative to the general US population. Arch Intern Med. 2012; 172: 1377-1385.
15) Lyubomirsky S, et al: Becoming happier takes both a will and a proper way: An

11) Dahl CJ, et al: The plasticity of well-being: A training-based framework for the cultivation of human flourishing. Proc Natl Acad Sci U S A. 2020; 117: 32197-32206.
12) Salovey P, et al: Emotional intelligence. Imagin Cogn Pers. 1990; 9: 185-211.
13) Schuman-Olivier Z, et al: Mindfulness and behavior change. Harv Rev Psychiatry. 2020; 28: 371-394.
14) McCauley LA, et al: Doctor of nursing practice (DNP) degree in the United States: Reflecting, readjusting, and getting back on track. Nurs Outlook. 2020; 68: 494-503.
15) Mandolesi L, et al: Effects of physical exercise on cognitive functioning and wellbeing: Biological and psychological benefits. Front Psychol. 2018; 9; 509.

第 4 章

1) Mandolesi L, et al: Effects of physical exercise on cognitive functioning and wellbeing: Biological and psychological benefits. Front Psychol. 2018; 9; 509.
2) Balban MY, et al: Brief structured respiration practices enhance mood and reduce physiological arousal. Cell Rep Med. 2022; 4: 100895.
3) Choi KW, et al: An exposure-wide and mendelian randomization approach to identifying modifiable factors for the prevention of depression. Am J Psychiatry. 2020; 177: 944-954.
4) Babapour AR, et al: Nurses' job stress and its impact on quality of life and caring behaviors: a cross-sectional study. BMC Nurs. 2022; 21: 75.
5) Nakamura Y, et al: Effect of increased daily water intake and hydration on health in Japanese adults. Nutrients. 2020; 12: 1191.
6) Murray R: Rehydration strategies--balancing substrate, fluid, and electrolyte provision. Int J Sports Med. 1998; 19 Suppl 2: S133-135.
7) Armstrong LE, et al: COUNTERVIEW: Is drinking to thirst adequate to appropriately maintain hydration status during prolonged endurance exercise? No. Wilderness Environ Med. 2016; 27: 195-198.
8) Cramer H, et al: Yoga for depression: a systematic review and meta-analysis. Depress Anxiety. 2013; 30: 1068-1083.
9) Kriakous SA, et al: The effectiveness of mindfulness-based stress reduction on the psychological functioning of healthcare professionals: A systematic review. Mindfulness (N Y). 2021; 12: 1-28.
10) Murtagh EM, et al: Walking: the first steps in cardiovascular disease prevention. Curr Opin Cardiol. 2010; 25: 490-496.
11) Barton J, et al: What is the best dose of nature and green exercise for improving mental health? A multi-study analysis. Environ Sci Technol. 2010; 44: 3947-3955.
12) Moyer CA, et al: A meta-analytic review of massage therapy research. Psychol Bull. 2004; 130: 3-18.
13) 中村雅俊 , 他 : 足浴がエネルギー代謝に及ぼす影響の検討 . 日本温泉気候物理医学会雑誌 . 2018; 81: 70-75.

3) Shapiro SL, et al: Teaching self-care to caregivers: Effects of mindfulness-based stress reduction on the mental health of therapists in training. Train Edu Prof Psychol. 2007; 1: 105-115.
4) Cacioppo JT, et al: Social relationships and health: The toxic effects of perceived social isolation. Soc Personal Psychol Compass. 2014; 8: 58-72.
5) Mattiazzi S, et al: Behavioural outcomes of interprofessional education within clinical settings for health professional students: A systematic literature review. J Interprof Care. 2024; 38: 294-307.
6) Silva JAM, et al: Collective leadership to improve professional practice, healthcare outcomes and staff well-being. Cochrane Database Syst Rev. 2022; 10: CD013850.
7) Caruso CC: Negative impacts of shiftwork and long work hours. Rehabil Nurs. 2014; 39: 16-25.
8) 日本医師会：勤務医の健康の現状と支援のあり方に関するアンケート調査報告 . 2016. https://www.med.or.jp/dl-med/kinmu/kshien28.pdf（2025 年 1 月閲覧）
9) O'Connor K, et al: Burnout in mental health professionals: A systematic review and meta-analysis of prevalence and determinants. Eur Psychiatry. 2018; 53: 74-99.
10) Sandford DM, et al: The impact on mental health practitioners of the death of a patient by suicide: A systematic review. Clin Psychol Psychother. 2021; 28: 261-294.

第 3 章

1) Noushad PP: Cognitions about cognitions: The theory of metacognition. 2008.
2) 片岡紳一郎 , 他：学習活動におけるメタ認知能力に対する教育の必要性 . 理学療法学 Supplement. 2012; 39(Suppl 2).
3) 下島裕美 , 他：メタ認知を促す医学教育 ; 4 ボックス法の可能性を探る . 杏林医会誌 . 2015; 46: 3-10.
4) 浅井宏友：医師のためのストレスコーピング , ストレスマネジメントの方法 . 総合診療 . 2024; 34: 662-666.
5) 日本医師会総合政策研究機構：日本の医療のグランドデザイン 2030. https://www.jmari.med.or.jp/download/grand_design-2030.pdf（2025 年 1 月閲覧）
6) 大村幸子：話し合い学習における学習者のメタ認知的知識に関する研究 . 東京学芸大学国語教育学会 . 2023.
7) 高橋雅治：セルフ・コントロールの心理学―自己制御の基礎と教育・医療・矯正への応用－ . 北大路書房 , 2017.
8) Vohs KD, et al: Making choices impairs subsequent self-control: A limited-resource account of decision making, self-regulation, and active initiative. J Pers Soc Psychol. 2008; 94: 883-898.
9) Taylor SE, et al: Illusion and well-being: A social psychological perspective on mental health. Psychol Bull. 1988; 103: 193-210.
10) Baumeister RF, et al: Does high self-esteem cause better performance, interpersonal success, happiness, or healthier lifestyles? Psycho Sci Public Interest. 2003; 4: 1-44.

[参考文献]

第1章

1) Figley CR: Compassion fatigue: Psychotherapists' chronic lack of self care. J Clin Psychol. 2002; 58: 1433-1441.
2) Richard AA, et al: Delineation of self - care and associated concepts. J Nurs Scholarsh. 2011; 43: 255-264.
3) 佐々木周作 , 他 : 看護師の利他性と燃え尽き症候群：プログレス・レポート . 行動経済学 . 2017; 9: 91-94.
4) Chen Q, et al: Mental health care for medical staff in China during the COVID-19 outbreak. Lancet Psychiatry. 2020; 7: e15-e16.
5) Zhu J, et al: Prevalence and influencing factors of anxiety and depression symptoms in the first-line medical staff fighting against COVID-19 in Gansu. Front Psychiatry. 2020; 11: 386.
6) Zhang C, et al: Survey of insomnia and related social psychological factors among medical staff involved in the 2019 novel coronavirus disease outbreak. Front Psychiatry. 2020; 11: 306.
7) Barnett JE, et al. In pursuit of wellness: The self-care imperative. Research and Practice 2007; 38: 603-612.
8) Deci EL, et al: Intrinsic Motivation and Self-Determination in Human Behavior. Springer, 1985.
9) Iyadurai L, et al: Intrusive memories of trauma: A target for research bridging cognitive science and its clinical application. Clin Psychol Rev. 2019; 69: 67-82.
10) Neff KD: The development and validation of a scale to measure self-compassion. Self Identity. 2003; 2: 223-250.
11) Kessler RC, et al: Lifetime prevalence and age-of-onset distributions of DSM-IV disorders in the National Comorbidity Survey Replication. Arch Gen Psychiatry. 2005; 62: 593-602.
12) Cacioppo JT, et al: Social relationships and health: The toxic effects of perceived social isolation. Soc Personal Psychol Compass. 2014; 8: 58-72.
13) Folkman S: Personal control and stress and coping processes: A theoretical analysis. J Pers Soc Psychol. 1984; 46: 839-852.
14) Wampold BE: How important are the common factors in psychotherapy? An update. World Psychiatry. 2015; 14: 270-277.

第2章

1) Lemaire JB, et al: Understanding how patients perceive physician wellness and its links to patient care: A qualitative study. PLoS One. 2018; 13: e0196888.
2) Matsuo M, et al: The mediating role of sense of coherence and striving for work-life balance on intention to leave from nurses' burnout. Inquiry. 2023; 60: 469580221146839.

は

ま

や

ら

索　引

外国語

日本語

あ

か

さ

●著者プロフィール

細野 正人（ほその まさひと）

1979年生まれ。東京大学大学院総合文化研究科にて高度学術員。一般社団法人MCT-Jネットワークの理事としても活躍している。筑波大学大学院博士課程を修了し、博士（ヒューマン・ケア科学）を取得。学位取得時には、最優秀学生に贈られるヒューマン・ケア科学学位プログラムリーダー賞を受賞。認定精神保健福祉士および公認心理師として、障害者支援、研究、教育に従事しており、実践と理論を融合させたアプローチに力を入れている。THE 8TH ASIAN CBT CONGRESS 2024 POSTER PRESENTATION AWARDを受賞するなど、国内外の学会で高い評価を得ている。

医療者のための　今日からできるセルフケア
メタ認知を高めよう

2025年4月1日　　第1版 第1刷 ©

著　者　細野正人　HOSONO, Masahito
発行者　宇山閑文
発行所　株式会社金芳堂
〒606-8425 京都市左京区鹿ケ谷西寺ノ前町34番地
振替　01030-1-15605
電話　075-751-1111（代）
https://www.kinpodo-pub.co.jp/
組版・装丁　očyk design
印刷・製本　モリモト印刷株式会社

落丁・乱丁本は直接小社へお送りください．お取替え致します．

Printed in Japan
ISBN978-4-7653-2036-8